**Ahmed Elsayed**

# Complicações pós-operatórias tardias da doença de Hirschsprung

Ahmed Elsayed

# Complicações pós-operatórias tardias da doença de Hirschsprung

ScienciaScripts

Cover image: www.ingimage.com

This book is a translation from the original published under ISBN 978-620-2-01393-2.

Publisher:
Sciencia Scripts
is a trademark of
Dodo Books Indian Ocean Ltd. and OmniScriptum S.R.L publishing group

120 High Road, East Finchley, London, N2 9ED, United Kingdom
Str. Armeneasca 28/1, office 1, Chisinau MD-2012, Republic of Moldova, Europe
Printed at: see last page
**ISBN: 978-620-7-68217-1**

# Índice

# Introdução

A doença de Hirschsprung é uma doença hereditária que causa a obstrução intestinal do recém-nascido. As crianças com esta doença sofrem bloqueios intestinais perigosos porque lhes faltam os nervos-chave que conduzem as contracções musculares necessárias para mover o material digerido. A doença ocorre mais frequentemente em homens do que em mulheres e, por vezes, está associada à síndrome de Down e a outras doenças hereditárias (1).

Os tratamentos cirúrgicos para a doença de Hirschsprung evoluíram ao longo das décadas. A cirurgia envolve técnicas de "pull-through" para remover porções não funcionais do intestino. A maioria das cirurgias é bem sucedida. No entanto, há pouca informação publicada sobre os resultados dos doentes que não se saem bem após o tratamento inicial **(2).**

Vários métodos têm sido desenvolvidos para o tratamento cirúrgico da doença de Hirschsprung (DH). As técnicas tradicionais de pull through descritas por Swenson, Soave e Duhamel foram modificadas na tentativa de reduzir o tamanho da ferida cirúrgica, minimizar a lesão das estruturas circundantes durante a dissecção intra-abdominal e melhorar a função intestinal. A cirurgia laparoscópica tem sido adotada no tratamento da DH **(3).**

Existem várias razões que explicam o facto de alguns doentes com doença de Hirschsprung poderem continuar a sofrer de sintomas obstrutivos ou de enterocolite recorrente após o tratamento definitivo que obriga a tratamento médico ou mesmo a uma nova cirurgia. As causas destes resultados funcionais pós-operatórios desfavoráveis podem ser agrupadas em duas categorias: a primeira está relacionada com a ressecção incompleta da zona de transição aganglionar e/ou hipo-ganglionar e a segunda deve-se a problemas anatómicos locais, incluindo estenoses anastomóticas, rigidez do cuff ano-rectal e fístulas **(4).**

Além disso, há doentes com dilatação acentuada do cólon rectosigmóide secundária a anos de obstipação, e este segmento intestinal não consegue recuperar o seu tónus muscular **(5).**

São utilizados por rotina três procedimentos de diagnóstico principais para chegar a uma decisão rápida e precisa: 1. a palpação ano-rectal pelo cirurgião mais experiente, podendo ser necessária anestesia geral em doentes com estenose. 2. Estudos radiológicos contrastados para mostrar a patologia anatómica grosseira, o comprimento do cólon remanescente, a gravidade de qualquer estenose existente e, possivelmente, o comprimento da zona de transição. 3. Biópsias e exames histopatológicos efectuados por um patologista experiente. A utilização de um algoritmo bem definido com base no estado clínico, bem como um exame de diagnóstico preciso, pode pôr fim ao longo sofrimento dos doentes com complicações pós-operatórias **(4).**

A decisão de refazer a cirurgia nem sempre é fácil e representa normalmente um grande trauma psicológico para os doentes e/ou as suas famílias. Inicialmente, deve ser tentada uma abordagem conservadora com recurso a medicamentos como laxantes, lavagem do cólon, enemas, metronidazol para a enterocolite ou procedimentos menos invasivos como dilatações. No entanto, estes métodos conservadores ou procedimentos cirúrgicos limitados, como a miectomia, a divisão longitudinal da braçadeira anorrectal e a plastia em V-Y, não funcionam na presença de aganglionose residual **(6).**

A decisão de refazer o pull-through não deve ser adiada quando se confirma a existência de um segmento agangliónico residual. Noutros casos em que foi confirmada a existência de células ganglionares no cólon atravessado, essa decisão só foi tomada depois de terem sido tentadas todas as outras medidas de terapêutica médica, dilatação anal e outros procedimentos cirúrgicos tecnicamente menos exigentes. Escolha da técnica de refazer o pull-through Não existe consenso quanto à técnica ideal para refazer o pull-through. A técnica endorrectal foi a preferida e a mais segura **(6).**

## Objetivo do trabalho

Avaliação e gestão de complicações pós-operatórias em doentes com doença de Hirschsprung após cirurgia inicial sem sucesso

# Anatomia do cólon, reto e canal anal

## Anatomia macroscópica

### 1. Cólon

O cólon é uma estrutura tubular com cerca de 30 a 40 cm de comprimento à nascença no bebé de termo. No adulto, o cólon mede 1,5 m. O diâmetro do cólon é maior no ceco (7,5 cm) e mais estreito no sigmoide (2,5 cm). O cólon é contínuo com o intestino delgado proximalmente na válvula ileocecal e termina distalmente na borda anal. As fibras musculares longitudinais do cólon coalescem em três bandas discretas chamadas ténias, localizadas a intervalos de 120 graus em torno da circunferência do cólon: ténias liberais, ténias omentais e ténias mesocólicas. As ténias começam na base do apêndice e estendem-se continuamente até ao reto proximal. As saídas do cólon, as haustrações, são encontradas entre as tênias. As pregas semilunares caracterizam a mucosa entre as haustrações. Sacos de peritônio preenchidos com tecido adiposo, os apêndices epiploicos, são encontrados na superfície do cólon. A primeira porção do cólon, o ceco, situa-se na fossa ilíaca direita e projecta-se para baixo como uma bolsa cega abaixo da entrada do íleo. O ceco é uma estrutura saculada com 6 a 8 cm de comprimento e largura. O apêndice vermiforme é uma bolsa cega do ceco que começa inferiormente à válvula ileocecal **(7).**

O cólon ascendente estende-se desde o ceco por 12 a 20 cm ao longo do lado direito da cavidade peritoneal até à flexura hepática. O cólon ascendente está coberto de peritoneu anteriormente e em ambos os lados, constituindo assim um órgão retroperitoneal. Na flexura hepática, o cólon vira-se medialmente e anteriormente para emergir na cavidade peritoneal como cólon transverso. Esta porção mais longa do cólon (40 a 50 cm) é o segmento mais móvel do cólon e estende-se ao longo do abdómen anterior entre as flexuras hepática e esplénica. O cólon descendente, com cerca de 30 cm de comprimento, desloca-se posteriormente e depois inferiormente no compartimento retroperitoneal até à borda pélvica. Aí, emerge na cavidade peritoneal como o cólon sigmoide. O reto, com 10 cm de comprimento no adulto, começa na reflexão peritoneal e segue a curva do sacro, terminando no canal anal **(8).**

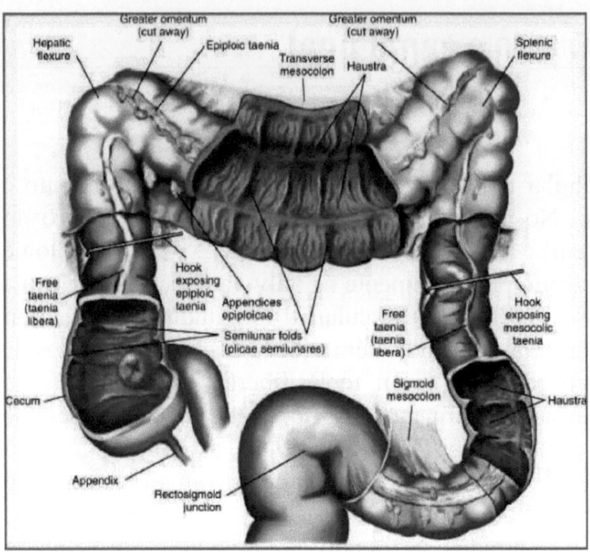


**Figura (1):** características macroscópicas do cólon **(8).**

## Fornecimento de sangue

### Fornecimento arterial

O fornecimento arterial ao cólon provém de ramos da artéria mesentérica superior (AMS) e da artéria mesentérica inferior (AMI). Estes dois sistemas comunicam através de uma "artéria marginal" que corre paralelamente ao cólon ao longo de todo o seu comprimento. Historicamente, acredita-se que o arco de Riolan, ou a artéria mesentérica meandrante (de Moskowitz), é um vaso variável que liga a AMS proximal à AIM proximal e que pode ser extremamente importante se um dos vasos estiver ocluído. No entanto, a tecnologia de imagem recente tem questionado a existência real deste vaso, com alguns especialistas a apelarem à abolição dos termos da literatura médica futura (9).

### Drenagem venosa

A drenagem venosa geralmente reflecte o fornecimento arterial do cólon, com a veia mesentérica inferior a drenar para a veia esplénica e a veia mesentérica superior a juntar-se à veia esplénica para formar a veia porta hepática que depois entra no fígado **(9).**

## 2. Rectum.

O reto é a porção reta final do intestino grosso. O reto humano tem cerca de 12 cm de comprimento e começa na junção rectosigmóide (o fim do cólon sigmoide), ao nível da terceira vértebra sacra ou do promontório sacro, dependendo da definição utilizada. O seu calibre é semelhante ao do cólon sigmoide no seu início, mas é dilatado perto da sua terminação, formando a ampola rectal. Termina ao nível do anel anorrectal (ao nível da banda puborrectal) ou da linha dentada, dependendo novamente da definição utilizada. O reto pélvico tem uma parede muscular espessa com duas bandas longitudinais ântero-posteriores que seguem as correspondentes ténias coli **(10).**

Funcionalmente, o reto é composto por duas partes (1) o reto pélvico ou ampola rectal, que é um reservatório contrátil, e (2) o reto perineal, ou canal anal, que é rodeado por um sistema esfincteriano duplo que regula a defecação. O reto liga-se ao cólon sigmoide ao nível de S3 e liga-se ao canal anal à medida que passa pelos músculos do pavimento pélvico. A flexura reto-sigmoide é os últimos 5-8 cm do sigmoide e os 5 cm superiores do reto. É o ponto em que terminam a hustra e o mesocólon, normalmente a 6 cm abaixo do promontório sacral **(11**).

**Fornecimento de sangue**

O principal fornecimento de sangue é feito pelas artérias hemorroidais superiores, que são a continuação da artéria mesentérica inferior, e as artérias hemorroidais inferiores são ramos da artéria pudenda interna, que é um ramo da artéria ilíaca interna. As veias hemorroidais inferiores e médias emparelhadas e as veias hemorroidais superiores únicas têm origem em três plexos arteriovenosos anorrectais. O plexo rectal perirectal ou perimuscular drena para as veias hemorroidais médias e inferiores **(12).**

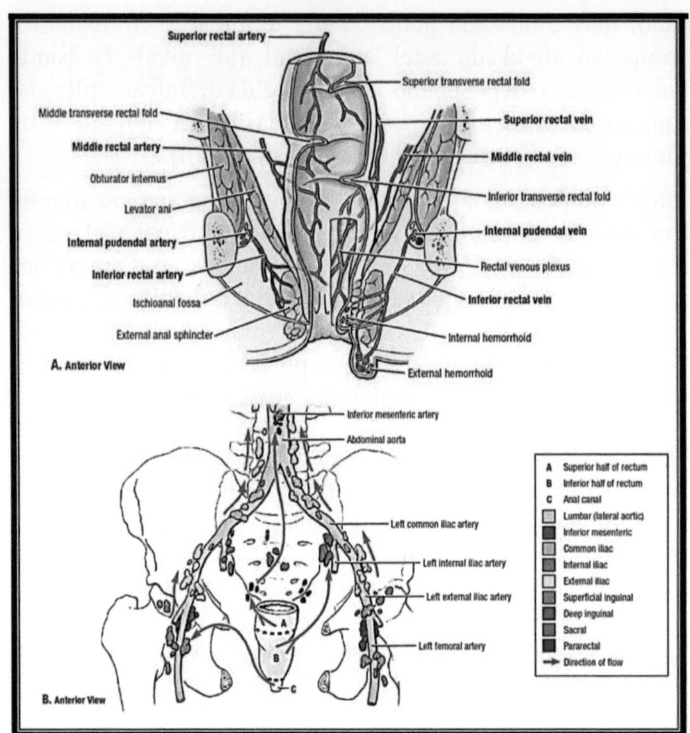


**Figura (2):** vasculatura do reto A. Drenagem arterial e venosa. B. Drenagem linfática **(13).**

## 3. Canal anal

O canal anal é a parte mais terminal do trato gastrointestinal inferior, o intestino grosso. O canal anal está situado abaixo do nível do diafragma pélvico, entre a borda anal (orifício anal, ânus) no períneo, em baixo, e o reto, em cima. Situa-se no triângulo anal do períneo, entre as fossas ísquio-anais direita e esquerda. Está orientado para baixo e para trás. A demarcação entre o reto acima e o canal anal abaixo é o anel anorrectal ou a flexura anorrectal, onde o músculo puborrectal forma uma funda à volta do aspeto posterior da junção anorrectal, dobrando-a anteriormente. O canal anal é completamente extraperitoneal. O comprimento do canal anal é de cerca de 4 cm (varia de 3 a 5 cm) (14).

O canal anal está dividido em duas secções desiguais, superior e inferior:

- Os 2/3 superiores apresentam pregas longitudinais ou elevações da túnica mucosa. A sua mucosa é revestida por epitélio colunar simples. As suas extremidades inferiores estão unidas por pregas de mucosa denominadas válvulas anais. Os 2/3 superiores do canal anal são irrigados pela artéria rectal superior, que é um ramo da artéria mesentérica inferior **(15).**

• O 1/3 inferior do canal anal é revestido por epitélio escamoso estratificado que se confunde com a pele. O terço inferior do canal anal é suprido pela artéria rectal inferior, que é um ramo da artéria pudenda interna **(Coffey et al., 2015).** O epitélio do canal anal entre o bordo anal inferior e a linha pectinada superior é descrito como mucosa anal ou pele anal (anoderme), uma vez que se assemelha à pele (pigmentada). A anoderme é sensível como a pele, tornando uma fissura anal muito dolorosa, e é queratinizada. No entanto, não tem apêndices cutâneos **(Iftodiy et al., 2015)**.15

A linha pectinada é o local de transição entre o proctodeu inferior e o intestino pós-alantóico superior. É uma demarcação recortada formada pelas válvulas anais (pregas transversais da mucosa) nas extremidades mais inferiores das colunas anais. As glândulas anais abrem-se acima das válvulas anais para os seios anais. A linha pectinada não é vista na inspeção na prática clínica, mas sob anestesia o canal anal desce para baixo e a linha pectinada pode ser vista com uma ligeira retração da pele do canal anal **(Arakawa et al., 2016)**.16

O canal anal está dividido em três partes. A zona columnaris é a metade superior do canal e é revestida por epitélio colunar simples. A metade inferior do canal anal, abaixo da linha pectinada, está dividida em duas zonas separadas pela linha branca de Hilton. As duas partes são a zona hemorrágica e a zona cutânea, revestidas por epitélio escamoso estratificado não queratinizado e escamoso estratificado queratinizado, respetivamente. O canal anal logo abaixo da linha pectínea por cerca de 1 a 2 cm é chamado de pecten anal ou zona de transição. Acima desta zona de transição, o canal anal é revestido por epitélio colunar (que é insensível ao corte). As colunas anais (de Morgagni) são 6-10 pregas mucosas longitudinais (verticais) na parte superior do canal anal. Na parte inferior destas colunas encontram-se os seios anais ou criptas, nos quais se abrem as glândulas anais e as papilas anais. A infeção das glândulas anais é provavelmente o evento inicial na causa do abcesso perianal e da fístula in-ano. Três destas colunas (lateral esquerda, posterior direita e anterior direita, nas posições de 3, 7 e 11 horas em posição supina) são proeminentes; são chamadas almofadas anais e contêm ramos e tributários da artéria e veia rectal superior (hemorroidária). Quando proeminentes, as veias destas almofadas formam as hemorróidas internas **(Donaldson et al., 2016)**.17

A junção anorrectal ou anel anorrectal situa-se a cerca de 5 cm do ânus. Na flexão ou ângulo anorrectal, a junção anorrectal é puxada ântero-superiormente pela funda puborrectal para continuar abaixo como o canal anal. Os músculos elevador do ânus e coccígeo formam o diafragma pélvico. Lateral ao canal anal encontram-se as fossas isquioanais (isquiorrectais) piramidais (uma de cada lado), abaixo do diafragma pélvico e acima da pele perianal. As fossas isquioanais emparelhadas comunicam entre si por trás do canal anal. As relações anteriores do canal anal são, nos homens, as vesículas seminais, a próstata e a uretra e, nas mulheres, o colo do útero e a vagina com o corpo perineal entre eles. Anteriormente ao canal anal está a fáscia retovesical (de Denonvilliers), e posteriormente ao canal anal está a fáscia endopélvica pré-sacral (de Waldeyer), sob a qual se encontra um rico plexo de veias pré-sacrais. Posteriormente ao canal anal, encontra-se a ponta do cóccix (unida a ele pelo ligamento anococcígeo) e o sacro inferior **(Drake et al., 2005)**. 12

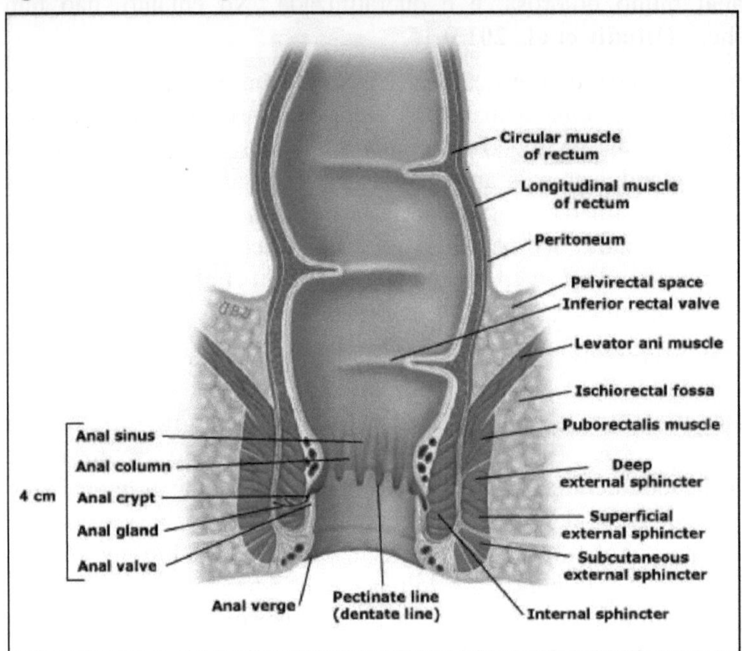


Figura (3): **Anatomia do reto e do canal anal** (80).

## Fornecimento de sangue

O canal anal acima da linha pectinada é suprido pelos ramos terminais da artéria rectal superior (hemorroidária), que é o ramo terminal da artéria mesentérica inferior. A artéria rectal média (um ramo da artéria ilíaca interna) e a artéria rectal inferior (um ramo da artéria pudenda interna) irrigam o canal anal inferior **(Gray e Lewis, 2000).** 18

Por baixo da pele do canal anal (abaixo da linha pectinada) encontra-se o plexo hemorroidário externo de veias, que drena para as veias sistémicas. Por baixo da mucosa do canal anal (acima da linha pectinada) encontra-se o plexo hemorroidário interno de veias, que drena para o sistema de veias porta. O canal anal é, portanto, uma importante área de conexão venosa portossistémica (a outra é a junção esofagogástrica) **(Gray e Lewis, 2000).**18

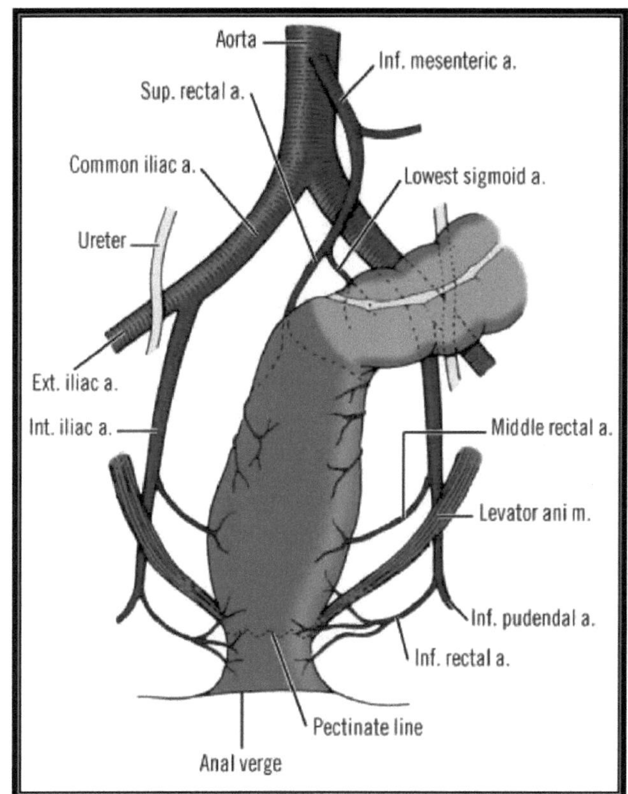


**Figura (4): Diagrama do fornecimento de sangue arterial ao reto e ao ânus.**18

## Drenagem linfática do cólon, reto e canal anal

O cólon ascendente e os dois terços proximais do cólon transverso drenam para os gânglios linfáticos cólicos e para os gânglios linfáticos mesentéricos superiores, que drenam para a cisterna *⅛ *Introdução e objetivo do trabalho* chyli. A linfa do terço distal do cólon transverso, do cólon descendente, do cólon sigmoide e do reto superior drena para os linfonodos mesentéricos inferiores e cólicos. O reto inferior e o canal anal acima da linha pectinada drenam para os gânglios linfáticos ilíacos internos. O canal anal abaixo da linha pectinada drena para os gânglios inguinais superficiais. A linha pectinada marca apenas aproximadamente esta transição **(Le et al., 2014).9**

## Fornecimento de nervos do cólon, reto e canal anal

### Cólon e reto:

O suprimento simpático surge de L-l, L-2 e L-3. As fibras pré-ganglionares, via nervos simpáticos lombares, fazem sinapse no plexo pré-aórtico, e as fibras pós-ganglionares seguem os ramos da artéria mesentérica inferior e da artéria retal superior até o cólon esquerdo e o reto superior. O reto inferior é inervado pelos nervos pré-sacrais, que são formados pela fusão do plexo aórtico e dos nervos esplâncnicos lombares. Logo abaixo do promontório sacral, os nervos pré-sacrais formam o plexo hipogástrico (ou plexo hipogástrico superior). Dois nervos hipogástricos principais, de cada lado do reto, transportam a inervação simpática do plexo hipogástrico para o plexo pélvico. O plexo pélvico situa-se no lado lateral da pélvis, ao nível do terço inferior do reto, adjacente aos pedúnculos laterais. O termo plexo hipogástrico inferior tem sido usado para designar os nervos hipogástricos ou o plexo pélvico; portanto, é impreciso **(Gray e Lewis, 2000).18**

O suprimento parassimpático deriva de S-2, S-3 e S-4. Essas fibras emergem através do forame sacral e são chamadas de Nervi erigentes. Elas passam lateralmente, para frente e para cima para se juntar aos nervos hipogástricos simpáticos no plexo pélvico. A partir do plexo pélvico, fibras parassimpáticas e simpáticas pós-ganglionares combinadas são distribuídas para o cólon esquerdo e o reto superior através do plexo mesentérico inferior e diretamente para o reto inferior e o canal anal superior. O plexo periprostático, uma subdivisão do plexo pélvico situada na fáscia de Denonvilliers, alimenta a próstata, as vesículas seminais, os corpos cavernosos, os canais deferentes, a uretra, os canais ejaculatórios e as glândulas bulbouretrais **(Tao et al., 2014).19**

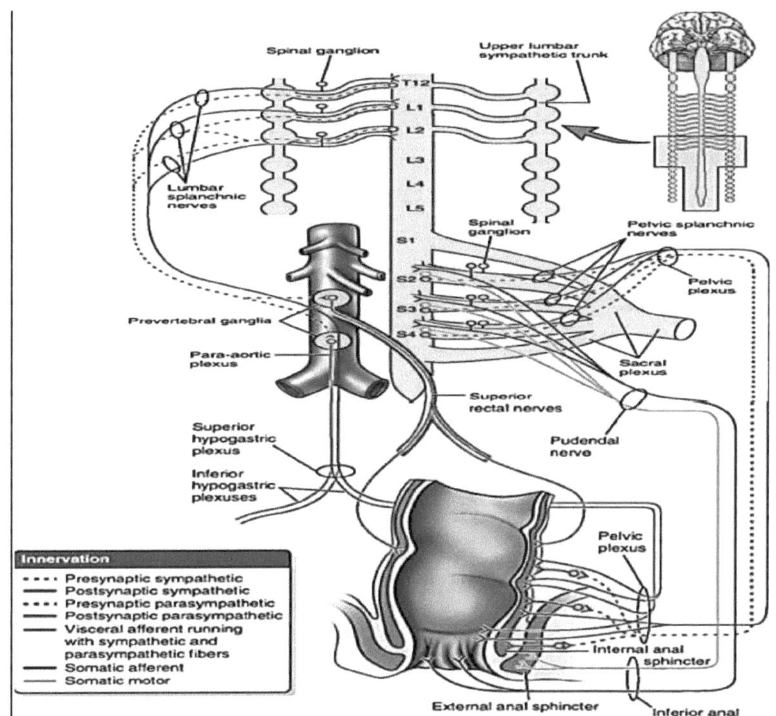


Figura (5): Suprimento nervoso do cólon (Toa et al., 2014).19

## Canal anal

### Inervação motora:

O NIC é suprido pelos nervos simpático (L-5) e parassimpático (S-2, S-3 e S-4); esses nervos seguem o mesmo trajeto daqueles que levam ao reto. O elevador do ânus é suprido por raízes sacrais na sua superfície pélvica (S-2, S-3 e S-4), bem como pelo ramo perineal do nervo pudendo na sua superfície inferior. O músculo puborrectal recebe inervação adicional dos nervos rectais inferiores. O EAS é inervado de cada lado pelo ramo retal inferior do nervo pudendo (S-2 e S-3) e pelo ramo perineal do S-4. Apesar de o puborrectal e o EAS terem inervações algo diferentes, estes músculos parecem atuar como uma unidade indivisível. Após a transecção unilateral de um nervo pudendo, a função do EAS ainda é preservada devido ao cruzamento das fibras ao nível da medula espinhal **(Drake et al., 2005)**. 12

### Inervação sensorial:

O canal anal superior contém uma rica profusão de terminações nervosas sensoriais livres e organizadas, especialmente na vizinhança das válvulas anais. As terminações nervosas organizadas incluem os corpúsculos de Meissner (tato), os bolbos de Krause (frio), os corpúsculos de Golgi-Mazzoni (pressão) e os corpúsculos genitais (fricção). A sensação anal é transmitida pelo ramo rectal inferior do nervo pudendo e pensa-se que desempenha um papel na manutenção da continência fecal **(Keith L. Moore, 2007)**.20

# Biologia do Desenvolvimento do Sistema Nervoso Entérico

O SNE é a maior e mais complexa divisão dos sistemas nervosos periférico e autónomo dos vertebrados. Contém numerosos tipos diferentes de neurónios, em número comparável ao da medula espinal (cerca de 80-100 milhões de neurónios entéricos) e uma série de neurotransmissores e neuromoduladores semelhantes aos que se encontram no sistema nervoso central (SNC). O SNE está organizado numa rede interligada de neurónios e células gliais que se agrupam em gânglios localizados em dois plexos principais: o plexo mioentérico (de Auerbach) e o plexo submucoso (de Meissner). Os componentes do ENS formam um circuito integrado que controla a motilidade do intestino, a troca de fluidos através da superfície da mucosa, o fluxo sanguíneo e a secreção de hormonas intestinais. Embora o intestino também receba inervação extrínseca parassimpática e simpática, os circuitos neuronais intrínsecos do SNE são capazes de gerar uma atividade contrátil intestinal reflexa independente de qualquer intervenção do SNC, o que distingue o SNE de outros componentes do sistema nervoso autónomo.

O ENS desempenha um papel crucial na motilidade gastrointestinal normal. No entanto, o SNE pode ser anormal sem ser aganglionar. Isto é verdade porque a função do ENS é muito mais sofisticada do que a de outras regiões do sistema nervoso autónomo. O SNE é responsável pelo controlo integrativo do comportamento, uma função suficientemente complexa para controlar todas as classes de neurotransmissores do SNC e muitos neurónios da medula espinal **(Gershon, 2003)**.22

O ENS não se limita a aceitar comandos do cérebro e da medula espinal, mas também fornece feedback ao SNC. A transferência de informação entre o intestino e o cérebro através dos nervos vagos é um processo bidirecional **(Powley e Phillip, 2002)23**. Por conseguinte, para funcionar normalmente, o SNE necessita de uma panóplia completa de neurónios com fenótipos correctos, de ligações sinápticas adequadas e de uma interação apropriada com o SNC. Por conseguinte, é necessário mais desenvolvimento do que apenas produzir gânglios de retransmissão para permitir que o cérebro conduza o intestino **(Gershon e Ratcliffe, 2004)**. 24

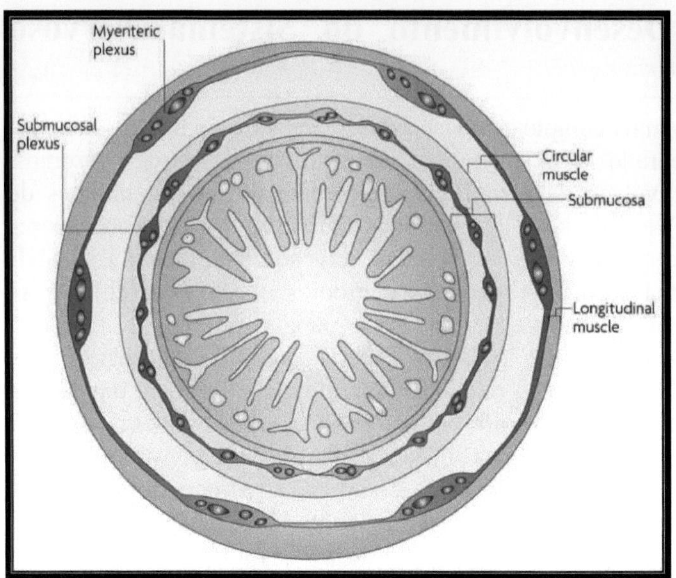


**Figura (6):** Os neurónios entéricos estão organizados em gânglios que se encontram dentro de dois plexos principais. Um plexo mioentérico externo desenvolve-se primeiro e ocupa uma posição entre as camadas musculares longitudinal e circular. Um plexo submucoso interno forma-se mais tarde na gestação e reside na **submucosa24**

## Origens e desenvolvimento da ENS

### Células da Crista Neural Pré-Entéricas

O ENS é formado quando o intestino é colonizado por células emigradas do NC **(Gershon e Ratcliffe, 2004)24**. Estudos em embriões de aves revelaram uma origem dupla da crista neural para o ENS, na qual as células NC (NCC) que emigram da região vagal adjacente aos somitos 1-7 colonizaram todo o comprimento do intestino, formando a maior parte do ENS, enquanto as NCC que surgem caudalmente ao nível do somito $28^{th}$ (NCC sacral) contribuíram com um número menor de células para o intestino pós-umbilical.

### Migração das células da crista neural para o intestino:-

O CN embrionário surge no tubo neural, originando o SNC. Os CN destacam-se do tecido do SNC através da redução da adesão célula-célula e célula-matriz. A transformação epitélio-mesenquimal permite que os CN migrem ao longo de vias definidas para os tecidos intestinais, onde residem e se diferenciam em redes de neurónios. O trajeto até ao seu destino é controlado por combinações equilibradas de moléculas que promovem e reduzem as adesões **(Rolle et al., 2002)26**. As NCC provavelmente não migram como um conjunto uniforme de precursores, mas parecem constituir uma população heterogénea que se altera progressivamente em função da fase de desenvolvimento, tanto à medida que as células migram como depois de chegarem ao intestino alvo. Os precursores derivados da crista têm amplas oportunidades ao longo da sua rota de viagem para interagir com factores de sinalização do microambiente, que incluem factores de crescimento e elementos da matriz extracelular que alteram irreversivelmente os precursores e contribuem para a determinação dos seus destinos **(Newgreen e Young, 2002)**.27

**Proliferação de ENS no intestino**

Os NCC vagais emergem do tubo neural por volta do dia embrionário 8.5 (E8.5) no rato e migram ventro-medialmente, atingindo o intestino anterior em E9-E9.5 **(Anderson et al., 2006)**.28 Após esta fase, os NCC são denominados NCC entéricos. As NCC entéricas proliferam ativamente **(Young et al., 2005)29** para expandir o conjunto relativamente pequeno de progenitores que invadem o intestino anterior e geram os milhões de neurónios entéricos e glia que estão presentes no intestino adulto. Essas células migram rostro-caudalmente para colonizar todo o comprimento do intestino em desenvolvimento, um processo que se completa em aproximadamente 5 dias (por E14.5-E15.5) **(Gianino et al., 2003).30**

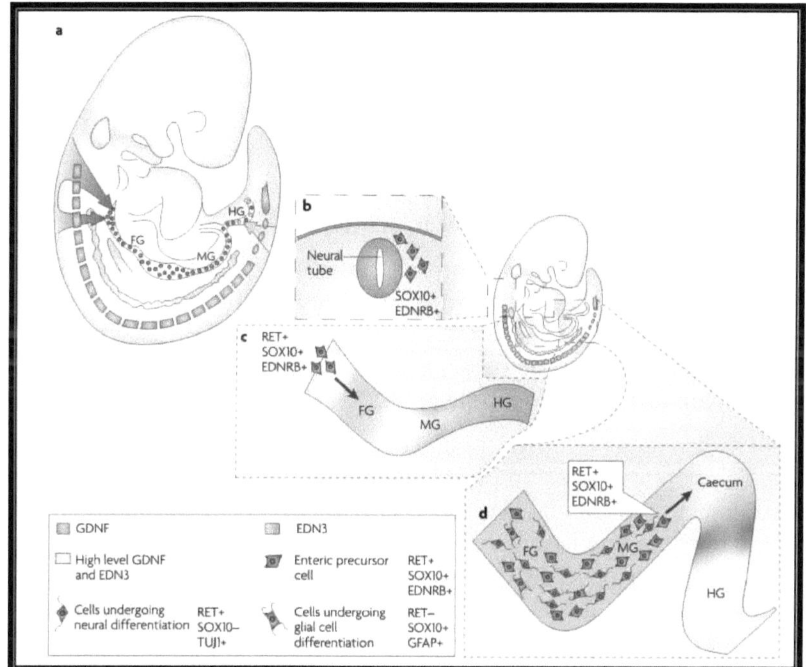


**Figura (7): Fontes, rotas migratórias e expressão gênica nas células da crista neural que contribuem para o ENS.30**

As taxas de proliferação são equivalentes em todas as regiões do ENS, independentemente da posição em relação à frente de onda migratória. Atrás da frente de onda, a proliferação é necessária para aumentar o número de células do ENS para povoar totalmente o intestino em expansão progressiva, enquanto que na frente de onda, a proliferação fornece células progenitoras para colonizar as regiões distais do intestino **(Young et al., 2005)**.29

Os NCC sacrais delaminam do tubo neural em E9-E9.5 , migram ventralmente para formar gânglios pélvicos extrínsecos adjacentes ao intestino grosso, e depois migram daí para o intestino para dar origem a neurónios e glia entéricos. Os NCC sacrais do rato e do pinto só migram para o intestino grosso após a chegada dos seus homólogos vagais **(Simpson et al., 2007)**.31

A incapacidade de as células NC derivadas da vagina chegarem e colonizarem o intestino grosso resulta no fracasso do desenvolvimento do ENS do intestino grosso, sugerindo que a interação entre as células NC entéricas sacrais e vagais pode ser necessária para a contribuição das células NC sacrais para o ENS. Em contrapartida, outros estudos sugerem que as células NC sacrais invadem o mesênquima do intestino grosso vários dias antes da colonização do intestino grosso pelas células NC vagais e contribuem para o desenvolvimento do ENS.

No feto humano, os NCC aparecem pela primeira vez no esófago em desenvolvimento na $5^{th}$ semana de gestação, e depois migram para o canal anal numa direção crânio-caudal durante a $5^{th}$ e a $12^{th}$ semana de gestação. Os NCC formam primeiro o plexo mioentérico, fora da camada muscular circular. A camada muscular longitudinal derivada do mesênquima se forma em seguida, ensanduichando o plexo mioentérico após sua formação na $12^{th}$ semana de gestação **(Wang et al., 2011)**.25

**A segunda vaga de migração: A migração centrípeta**

Após a migração cranio-caudal ter terminado, ocorre uma onda secundária de migração quando um subconjunto de NCC entérico migra centripetamente do plexo mioentérico através da camada muscular circular e coloniza a submucosa formando o plexo submucoso; isto progride numa direção cranio-caudal durante as $12^{th}$ a $16^{th}$ semanas de gestação **(Rolle et al., 2002)**. 26

As células NCC derivadas do sacro foram encontradas principalmente no plexo mioentérico, com muito poucas no plexo submucoso. O número dessas células diminui rostralmente. As células derivadas do NC lombossacral nunca foram observadas em nenhuma região intestinal acima do umbigo. O conceito atual é que o desenvolvimento do ENS em humanos é derivado principalmente de células do segmento vagal do NC. A grande maioria dos estudos revelou que as células do NC vagal fornecem a principal fonte de neurónios entéricos e o NC sacral inerva adicionalmente o intestino distal **(Furness et al., 2003)**.32

**Diferenciação e desenvolvimento funcional do ENS**

O SNE maduro é composto por subtipos fenotípicos distintos de neurónios e glia. Ao contrário de outras regiões do SNP, a maioria dos neurónios entéricos não é inervada diretamente pelo cérebro ou pela medula espinal. As diferentes classes de neurónios intrínsecos distinguem-se pela sua função, morfologia celular, presença de marcadores moleculares específicos e padrões de projecções axonais; no intestino delgado da cobaia, por exemplo, foram identificados pelo menos 14 subtipos neuronais distintos, que incluem neurónios motores, interneurónios, neurónios sensoriais, neurónios secretomotores e neurónios vasomotores **(Furness et al., 2000).33**

O desenvolvimento do SNE humano é caracterizado pelo aparecimento precoce (entre as 9 e as 12 semanas de gestação) de nervos adrenérgicos e colinérgicos. O SNE não é apenas composto por nervos adrenérgicos e colinérgicos, mas também por nervos autónomos não adrenérgicos e não colinérgicos (NANC), que contêm diferentes péptidos. Estes péptidos actuam como neurotransmissores, ou neuromoduladores, ou ambos. Estes nervos foram denominados nervos peptidérgicos. O desenvolvimento da inervação peptidérgica ocorre muito mais tarde **(Young e Newgreen, 2001)**.34

O óxido nítrico (NO) é o mediador mais importante no relaxamento não adrenérgico e não colinérgico do TGI. Por volta da 12ª semana de gestação, os neurónios nitrérgicos aparecem nos gânglios mioentéricos, a todos os níveis do intestino, e iniciam a formação do plexo. A inervação nitrérgica no plexo submucoso torna-se evidente após 14 semanas. Com o aumento da idade gestacional, a inervação nitrérgica torna-se mais rica e mais organizada. Um número crescente de fibras nervosas nitrérgicas é observado no músculo circular; algumas destas fibras projectam-se a partir do plexo mioentérico. Assim, o início e o ritmo de desenvolvimento da inervação nitrérgica são semelhantes aos da inervação adrenérgica e colinérgica e ocorrem antes da inervação peptidérgica. A serotonina (5-HT), juntamente com o glucagon, a insulina, o péptido XY, a gastrina e a somatostatina, são as primeiras substâncias neuro-humorais a serem expressas, por volta das 8 semanas de gestação. Por volta das 24 semanas de gestação, a maioria das substâncias neuro-humorais gastrointestinais conhecidas pode ser identificada **(Spencer, 2015)**.35

**Formação dos Gânglios**

O requisito final para o desenvolvimento e maturação do ENS é a formação de gânglios. Vários dias após o NCC ter colonizado o intestino, estas células estão distribuídas uniformemente, sem qualquer indicação de agrupamento de células, exceto no ceco. À medida que o intestino aumenta em comprimento e diâmetro, as células começam a formar grupos ganglionares **(Young e Newgreen, 2001)**34. As células que formam um gânglio não surgem de uma única célula precursora. Um estudo utilizou o intestino fetal humano para investigar os neurónios nitrérgicos no plexo mioentérico em desenvolvimento. Verificou-se que a distribuição dos neurónios nitrérgicos se alterava acentuadamente entre as 14 e as 22 semanas de gestação. Os neurónios nitrérgicos estavam distribuídos aleatoriamente na 14ª semana e foram posteriormente agregados no plexo e em gânglios individuais na 19ª semana **(Roman et al., 2004)**36. A ausência de células ganglionares na DH tem sido atribuída a uma falha na migração das NCC. Quanto mais cedo ocorrer a paragem da migração, mais longo é o segmento agangliónico.

**Genes envolvidos no desenvolvimento do ENS**

O desenvolvimento normal do SNE está relacionado com a migração, a proliferação, a diferenciação e a sobrevivência das células derivadas do NC **(Wallace e Burns, 2005)**. 37

Foram identificados vários genes e moléculas de sinalização que controlam a morfogénese e a diferenciação do ENS. Esses genes, quando mutados ou deletados, interferem no desenvolvimento do ENS **(Passarge, 2002)**.38

**Histologia ENS.**

Uma compreensão clara da histologia do sistema nervoso entérico é necessária para o diagnóstico desta entidade. Existem três plexos nervosos: O plexo de Auerbach, também conhecido como plexo mioentérico, está localizado entre as duas camadas da muscularis propria, o plexo de Henle está localizado acima da camada circular da muscularis propria e o plexo de Meissner, o mais superficial, está localizado abaixo da muscularis propria. Uma biópsia da mucosa e da submucosa avalia geralmente o plexo de Meissner mas, quando suficientemente profundo, pode por vezes incluir o plexo de Henle. Um plexo normal é composto por neurónios (células ganglionares) e células de suporte (glia). O achado histológico caraterístico da DH é uma ausência total de células ganglionares e um aumento da densidade estrutural dos plexos. As células gliais são substituídas por células de Schwann, a hipertrofia está presente e os nervos são semelhantes aos nervos periféricos **(Rev Col Gastroenterol / 26 (4) 2011 Artigos de revisão).39**

## Doença de Hirschsprung

A doença de Hirschsprung, também conhecida como megacólon congénito ou aganglionose congénita do cólon, é uma doença do desenvolvimento caracterizada pela ausência de células ganglionares nos plexos submucoso (de Meissner) e mioentérico (de Aurbach) no intestino distal, estendendo-se proximalmente por distâncias variáveis que resultam em obstrução intestinal funcional causada pela dismotilidade do segmento doente. É uma das condições cirúrgicas mais comuns no grupo etário pediátrico **(Mabula et al., 2014).7**

A doença de Hirschsprung é causada pela falha das células ganglionares em migrar cefalocaudalmente através da crista neural durante a quarta a 12 semanas de gestação, causando uma ausência de células ganglionares em todo ou parte do cólon. O segmento agangliónico começa normalmente no ânus e estende-se proximalmente. A doença do segmento curto é mais comum e está confinada à região reto-sigmoideia do cólon. A doença do segmento longo estende-se para além desta região e pode afetar todo o cólon. Raramente, os intestinos delgado e grosso são afectados **(Mabula et al., 2014).7**

O reto está sempre envolvido, com 80% dos casos limitados ao cólon rectosigmóide. Em alguns doentes, estão envolvidos segmentos variáveis mais longos do intestino; a aganglionose total do cólon ocorre em 8% a 10% dos doentes, sem diferenças significativas consoante o sexo do doente **(Schappi et al, 2013).**40

### Perspectivas históricas

O megacólon congénito, ainda vulgarmente conhecido como doença de Hirschsprung, foi batizado com o nome do Dr. Harold

Hirschsprung, que foi o primeiro a descrever a doença. Ele pensava que a dilatação do cólon era a causa do problema, embora a patologia real estivesse no segmento contraído dista **(Ishfaq et al., 2014).8**

O Dr. Harald Hirschsprung (1830-1916), um pediatra dinamarquês do Queen Louise Children's Hospital em Copenhaga, descreveu pela primeira vez a DH há cerca de um século e meio. Ele é reconhecido como o autor da primeira descrição de duas crianças que morreram de obstrução intestinal chamada "megacólon congénito", que é agora conhecida como DH **(Skaba, 2007).**41

### Investigando a era pré-Hirschsprung

A análise da literatura científica parece indicar que foram registados cerca de 20 casos semelhantes entre 1825 e 1888. No entanto, há provas de que os cirurgiões hindus da Índia pré-histórica tinham conhecimentos consideráveis sobre a DH. A descrição de Sushruta de uma doença chamada Baddha Gudodaram é extraordinariamente análoga à da DH. Parece indicar "distensão abdominal devido a um bloqueio funcional do canal ano-rectal com gás, "pedras" (fecalitos), "cabelo" (fibras não digeridas) e, obviamente, fezes, distensão abdominal, é caraterístico entre o coração e o umbigo. As fezes escassas são evacuadas com grande dificuldade e, eventualmente, foi relatado que o doente pode vomitar líquido feculento **(Raveenthiran, 2011)**.42

Em 1836, Ebers relatou um rapaz de 17 anos com história de obstipação desde o nascimento ou, talvez, desde a infância, enquanto Jacobi também tinha descrito dois recém-nascidos com obstrução intestinal em 1869. Relatos fragmentários de crianças que morreram de obstipação grave também apareceram na literatura na era pré-Hirschsprung. De facto, Gee relatou os resultados da autópsia de uma criança de 4 anos de idade com um "espasmo" do cólon sigmoide sem envolvimento do reto em 1884, enquanto Bristowe descreveu o desfecho de uma menina de 8 anos de idade que morreu de ileus mecânico após uma obstipação intestinal grave de longa data **(Jay, 2001).43**

Em 1949, Swenson descreveu o primeiro procedimento definitivo consistente para a doença de Hirschsprung, a rectosigmoidectomia com anastomose coloanal. Desde então, foram descritas outras operações, incluindo as técnicas de Duhamel e Soave. Mais recentemente, o diagnóstico precoce e os avanços na técnica cirúrgica resultaram numa diminuição da morbilidade e mortalidade em doentes com doença de Hirschsprung **(Justin et al, 2015)**.44

Recentemente, o interesse tem-se centrado no diagnóstico da DH, principalmente devido ao risco dos métodos utilizados para fazer o diagnóstico e a sua precisão. Sendo uma doença genética bastante diversa, os principais tópicos sobre a DH envolvem a investigação do melhor marcador de diagnóstico para a DH e as alterações que podem ocorrer durante a maturação das células ganglionares **(Takawira et al., 2015)**.45

**Epidemiologia Doença de Hirschsprung**

**Incidência**

A incidência é normalmente registada como 1 em 5.000 recém-nascidos. No entanto, um grande estudo europeu recente registou uma prevalência de 1,09 casos por 10 000 nascimentos. Felizmente, a mortalidade global registou um declínio significativo entre 1978 e 2002, de 7,1% para 3% **(Best et al., 2014).**46

**Idade**

A doença de Hirschsprung é pouco frequente em bebés prematuros. No entanto, a idade em que a doença de Hirschsprung é diagnosticada tem vindo a diminuir progressivamente ao longo do último século. No início do século XX, a idade média de diagnóstico era de 2-3 anos; entre as décadas de 1950 e 1970, a idade média era de 2-6 meses. Atualmente, cerca de 90% dos doentes com doença de Hirschsprung são diagnosticados no período neonatal **(Vorobyov et al.,**

**2010).47**

**Sexo**

A doença de Hirschsprung é encontrada predominantemente em homens (rácio homem-mulher 4:1) e está associada à trissomia 21 e a outros síndromes genéticos **(Best et al., 2014).**46

**Corrida**

A doença de Hirschsprung afecta todas as raças; no entanto, é cerca de 3 vezes mais comum entre os asiático-americanos **(Justine et al., 2015).44**

**Herança**

A DH pode ser familiar ou esporádica. No entanto, na maioria dos casos, a DH não é uma doença genética. Nestes casos familiares, a hereditariedade não é mendeliana, o que sugere que a DH é uma doença multifatorial. Os estudos recentes centram-se no papel do proto-oncogene RET (RET) no cromossoma 10q11.2.2, que está presente em 50% dos casos familiares e em 20% dos casos esporádicos de ocorrência da doença, bem como em alguns doentes com o chamado tipo de DH de "segmento longo" **(Szylberg e Marszalek, 2014)48**. Variantes raras de RET foram associadas a fenótipos mais graves entre pacientes chineses com Hirschsprung **(So et al., 2011)**49.

As mutações esporádicas da sequência de codificação do RET em doentes com Hirschsprung resultaram em truncamentos da proteína que impediriam a translocação e ancoragem da membrana celular (D). As análises de microarray do cólon agangliónico e do tecido normal descobriram 622 genes com expressão anómala no tecido agangliónico, e a expressão de HAND2 mioentérico foi significativamente atenuada **(Qin et al., 2013).**50

Numa comparação da expressão genética entre o cólon normal e o cólon agangliónico, Chen e colegas determinaram que a sobreexpressão dos genes DVL1 e DVL3 estava associada ao fenótipo de Hirschsprung **( Chen et al., 2013).**51

Embora as células ganglionares entéricas sejam a principal entidade patogénica na doença de Hirschsprung, alguns estudos sugerem que outros tipos de células podem também estar implicados. Quando estimuladas extrinsecamente, as células musculares lisas do cólon agangliónico são eletricamente inactivas. Além disso, as células intersticiais de Cajal, células marcapasso que ligam os nervos entéricos e o músculo liso intestinal, também têm sido postuladas como um importante fator contribuinte. Estas descobertas sugerem que a fisiopatologia do Hirschsprung não se limita apenas às células normalmente presentes nos gânglios entéricos **(Wang et al., 2013).**52

A doença de Hirschsprung está associada a anomalias cromossómicas ou síndromes em aproximadamente 9% dos casos. Pode estar associada às seguintes síndromes:

- Síndrome de Down: A trissomia 21 é caracterizada por atrasos no crescimento físico, traços faciais característicos e vários graus de deficiência intelectual.
- Síndromes de neurocristopatias: As neurocristopatias representam uma vasta gama de doenças caracterizadas por um desenvolvimento aberrante da crista neural.
- Síndrome de Waardenburg-Shah: (défice auditivo neurossensorial e hipopigmentação da íris e do cabelo).
- Síndrome de surdo-cegueira iemenita: (défice auditivo grave, nistagmo, anomalias de pigmentação irregulares e defeitos da íris e da córnea).
- Piebaldismo: (hipopigmentação devida a uma perturbação congénita dos melanócitos).
- Neoplasia endócrina múltipla tipo II (MEN2): (As mutações no protooncogene RET estão associadas ao cancro medular da tiroide).
- Síndrome de hipoventilação central congénita (CCHS): (a ausência de controlo autonómico da ventilação pode ser devida a mutações no fator de transcrição PHOX2B) **(Pini Prato et al., 2013).53**

## Classificação

A HD é classificada de acordo com o comprimento da secção aganglionar. A forma mais comum, encontrada em 75-80% dos casos, é a forma convencional com segmento agangliónico curto. O segmento agangliónico está presente na parte distal do cólon sigmoide e do reto. Em 10% dos casos, pode observar-se um segmento aganglionar longo que se estende do reto, do cólon sigmoide e do cólon até à flexura esplénica. A forma mais rara da doença, com a evolução clínica mais grave, é a aganglionose total do cólon (ausência de células ganglionares desde o duodeno até ao reto), observada em 5% dos doentes. A última forma descrita de HD é o segmento ultracurto, no qual a secção aganglionar é muito curta no canal anal acima da linha pectinada **(Szylberg e Marszalek, 2014)48**. O estômago e o esófago também podem ser afectados **(Tomita et al., 2003)**.54

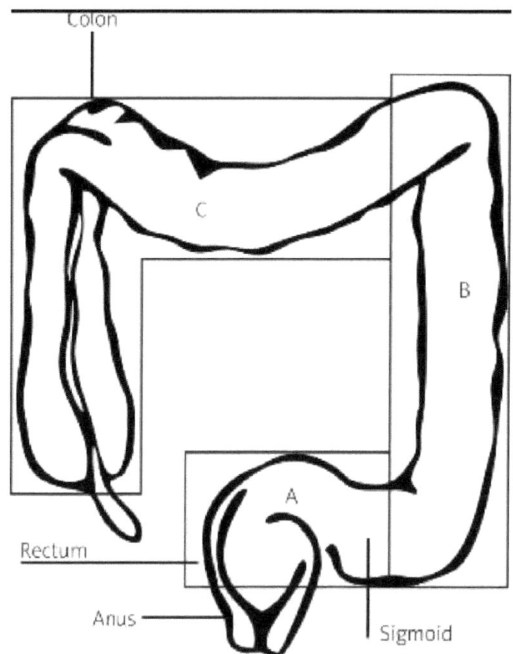


**Figura (8): Classificação da doença de Hirschsprung de acordo com o comprimento do segmento agangliónico.**

*A* - Forma convencional com segmento aganglionar curto; A e B - forma com segmento aganglionar longo; A, B e C - aganglionose colónica total.**48**

# Fisiopatologia

Três plexos nervosos inervam o intestino: o plexo submucoso (Meissner), o plexo mioentérico (Auerbach) e o plexo mucoso mais pequeno. Todos estes plexos estão finamente integrados e envolvidos em todos os aspectos da função intestinal, incluindo a absorção, a secreção, a motilidade e a regulação do fluxo sanguíneo. A motilidade normal está principalmente sob o controlo de neurónios intrínsecos. Na ausência de sinais extrínsecos, a função intestinal permanece adequada, devido à complexa arquitetura reflexiva do sistema nervoso entérico (ENS). Por esta razão, o SNE é frequentemente referido como o "segundo cérebro". A contração e o relaxamento do músculo liso intestinal estão sob o controlo dos gânglios entéricos. A maior parte da ativação nervosa entérica provoca o relaxamento muscular, mediado pelo óxido nítrico e outros neurotransmissores entéricos. As aferências neurais extrínsecas ao SNE contêm fibras colinérgicas e adrenérgicas. As fibras colinérgicas geralmente causam contração, enquanto as fibras adrenérgicas causam principalmente inibição **(Tomita et al., 2003)**.54

Em pacientes com DH, tanto o plexo mioentérico quanto o submucoso estão ausentes. O ânus é invariavelmente afetado, e a aganglionose continua proximalmente a uma distância variável. Na ausência de reflexos do SNE, o controlo do músculo liso intestinal é predominantemente extrínseco. A atividade do sistema colinérgico e do sistema adrenérgico é 2-3 vezes superior à do intestino normal. Pensa-se que o sistema adrenérgico (excitatório) predomina sobre o sistema colinérgico (inibitório), levando a um aumento do tónus do músculo liso. Com a perda dos impulsos relaxantes entéricos intrínsecos, o aumento do tónus muscular fica sem oposição. Este fenómeno conduz a um desequilíbrio da contratilidade do músculo liso, a um peristaltismo descoordenado e a uma obstrução funcional **(Justin et al., 2015).44**

As células ganglionares entéricas são derivadas da crista neural durante o desenvolvimento embrionário. No desenvolvimento normal, os neuroblastos são encontrados no esófago na quinta semana de gestação, e migram para o intestino delgado na sétima semana e para o cólon na décima segunda semana. Uma possível etiologia da DH é a interrupção da migração dos neuroblastos aborais. Alternativamente, embora possa ocorrer migração celular normal, os neuroblastos podem estar sujeitos a apoptose, falha na proliferação ou diferenciação inadequada dentro do segmento intestinal distal afetado. A fibronectina, a laminina, a molécula de adesão das células neurais e os factores neurotróficos presentes no estroma intestinal são necessários para o desenvolvimento normal dos gânglios entéricos, enquanto que a sua ausência ou disfunção pode também ter um papel na etiologia da DH **(Pini Prato et al., 2013).53**

## Apresentação clínica

### Quando suspeitar da DH

Cerca de 80% dos doentes com doença de Hirschsprung são diagnosticados nos primeiros meses de vida, mas em cerca de 20% dos casos o diagnóstico é feito para além do período neonatal. A não passagem de mecónio nas primeiras 24 horas de vida é o sintoma clássico de apresentação e justifica uma avaliação mais aprofundada. Os bebés podem apresentar distensão abdominal, obstipação com megacólon e sinais de obstrução intestinal, que podem coincidir com má alimentação, vómitos biliosos ou sinais de enterocolite, como febre, diarreia explosiva com sangue e desidratação **(Holly et al., 2016).55**

Algumas crianças com doença de Hirschsprung de segmento curto (intestino) podem ser diagnosticadas mais tarde na vida e podem apresentar obstipação crónica, desnutrição e incapacidade de crescimento. Considerar a doença de Hirschsprung no diagnóstico diferencial de qualquer criança com obstipação refractária e distensão abdominal **(Hackam et al., 2015).**56

### Complicações

O megacólon agangliónico não tratado na infância pode resultar numa taxa de mortalidade que pode atingir os 80%. As taxas de mortalidade operatória para qualquer um dos procedimentos de intervenção são muito baixas. Mesmo em casos de doença de Hirschsprung tratada, a taxa de mortalidade pode aproximar-se dos 30% como resultado de enterocolite grave **(Justine et al., 2015).**44

A enterocolite pode ocorrer no pré-operatório (até 50% de incidência) ou como uma complicação pós-operatória (até 22% de incidência). Os doentes apresentam distensão abdominal, febre, vómitos e diarreia explosiva. A estase fecal causada pela aganglionose leva a um crescimento bacteriano excessivo no intestino, seguido de inflamação da mucosa com febre e uma contagem elevada de glóbulos brancos.

Se a enterocolite não for tratada, pode ocorrer perfuração intestinal, choque sético e morte **(Langer et al., 2003).4**

**Tabela (1): Sintomas de enterocolite associados à doença de Hirschsprung (Kessmann, 2006)**57

| *Cedo* | **Tarde** |
|---|---|
| Distensão abdominal | Emese |
| Fezes aquosas e com mau cheiro | Febre |
| Letargia | Hematoquezia |

| Alimentação deficiente | Choque ou morte |
|---|---|

***Classificação clínica da Enterocolite de Hirschsprung (HEC):***

A gravidade dos episódios clínicos de HEC foi estratificada em 3 graus clínicos

- **Grau 1:** diarreia explosiva ligeira, distensão abdominal ligeira a moderada, sem manifestações sistémicas significativas.

- **Grau** 2: diarreia moderadamente explosiva, distensão abdominal moderada a grave associada a manifestações sistémicas ligeiras a moderadas (ou seja, febre e taquicardia).

- **Grau 3:** diarreia explosiva, distensão abdominal acentuada, choque ou choque iminente. A ocorrência de diarreia explosiva em qualquer doente com DH é sugestiva de HEC, mesmo na ausência de manifestações sistémicas. (**Elhalaby et al., 2005**):58

**Classificação histopatológica da enterocolite de Hirschsprung:**

- **G0**: Mucosa normal

- **GI**: Dilatação da cripta ou cripta com retenção de mucina.

- **GII**: 2 ou menos abcessos de cripta por campo de alta potência.

- **GIII**: Abcessos de criptas múltiplos por campo de alta potência.

- **GIV**: Detritos fibrinopurulentos intraluminais ou ulceração do epitélio da mucosa.

- **GV**: Necrose transmural ou perfuração.

O grau histológico III ou superior pareceu prever de forma fiável o desenvolvimento subsequente de entercolite clínica com elevada especificidade. 8% Ao contrário do que geralmente se pensa, as alterações histopatológicas da HEC ocorrem tanto nos segmentos ganglionares como nos aganglionares. Com base nestes resultados, recomenda-se que a documentação histopatológica da HEC e o seu grau sejam parte integrante do diagnóstico tecidular da DH (**Elhalaby et al., 2005**).58

**Caracterização Radiológica da Enterocolite de Hirschsprung:**

Os principais achados radiológicos na radiografia simples são: dilatação do cólon (90%), dilatação do intestino delgado (74%), múltiplos níveis de fluido de ar (79%), sinal de corte intestinal (distensão intestinal gasosa com corte abrupto ao nível da borda pélvica) 74% e pneumatose intestinal. Entre os cinco principais achados radiológicos na radiografia simples, o "sinal de corte intestinal" foi sensível em 74% e específico em 86% para HEC **(Gosain, 2016).59**

**Diagnóstico diferencial da doença de Hirschsprung**

**A- Durante o período neonatal**

**I- Obstruções mecânicas:**

- **Íleo de mecónio:**

Os doentes com fibrose quística podem apresentar obstrução distal do intestino delgado devido a obstrução intraluminal por mecónio espesso anormal, que se deve a secreções pancreáticas e intestinais deficientes. As radiografias simples do abdómen demonstram geralmente alças intestinais dilatadas sem nível de ar-fluido com um aspeto de vidro despolido observado no quadrante inferior direito (sinal de Neuhauser ou sinal da bolha de sabão) **(Keighley e Williams, 2004)**.**60**

- **Atresia ileal distal e do cólon:**

Se a obstrução for incompleta, como nos casos de estenose congénita, a imagem será confusa e será indicado um enema com contraste. A doença de Hirschsprung pode estar associada a atresia intestinal, sendo recomendada uma biopsia rectal **(Delpin et al., 2002).61**

- **Malrotação:**

A malrotação intestinal pode apresentar um quadro clínico e radiológico semelhante de obstrução incompleta e deve ser excluída através de estudos de contraste gastrointestinal.

- **Atresia intestinal:**

Manifesta-se frequentemente com uma série de sinais cardinais, incluindo polihidrâmnios maternos, vómitos biliosos, distensão abdominal e ausência de passagem de mecónio nas primeiras 24 horas de vida.

- **Ânus imperfurado baixo: o** invertograma é diagnóstico **(Delpin et al., 2002)**.61

**II- Obstruções funcionais do trato intestinal:**

- **Micro-cólon da prematuridade**:

Ocorre geralmente em bebés com muito baixo peso à nascença (menos de 1000 gm). A toxemia na gravidez e o uso de sulfato de magnésio podem ser factores predisponentes para a obstrução funcional nestes bebés prematuros **(Keighley e**

**Williams, 2004).60**

- **Tampão de mecónio e síndromes neonatais do cólon esquerdo pequeno:**

Em mais de 50% dos doentes com síndrome do cólon esquerdo pequeno, existe uma história materna de diabetes e, geralmente, pós-termo. Em contraste com a DH, o reto não é frequentemente pequeno e o cólon distal à zona de transição é liso, sem contracções terciárias. Este quadro radiográfico é sugestivo de DH mas, carateristicamente, estes doentes melhoram após o enema de contraste pela passagem de um grande mecónio **(Delpin et al., 2002)**.61

- **Cretinismo e mixedema:**

Associado a outras fácies charachtrestic **(Tdtelbaum et al., 2000). 62**

- **Sepsis e desequilíbrio eletrolítico:**

Geralmente apresenta-se com letargia, má alimentação, febre, manchas na pele e obstipação. O hemograma e os electrolitos séricos são diagnósticos **(Tdtelbaum et al., 2000).62**

- **Doença de Hirschsprung variante ou doença de Hirschsprung aliada (disganglionose)**

Atualmente, são reconhecidas várias malformações do sistema nervoso entérico (SNE) que se assemelham clinicamente à DH. Estas entidades estão agrupadas sob a designação de "disganglionoses do cólon" ou pseudo-Hirschsprung, em que a apresentação clínica é evidente (episódios recorrentes de obstrução intestinal), com presença de células ganglionares no exame histopatológico. Estas entidades incluem a displasia neuronal intestinal (DNI), a hipoganglionose, a imaturidade das células ganglionares e um grupo de condições menos bem caracterizadas como as células ganglionares heterotópicas e hipogenéticas (CG) **(Nogueira et al., 2001**).63

**8- Diagnóstico diferencial na criança mais velha:**

- **Acalasia anal miogénica :**

A acalasia miogénica do esfíncter interno resulta da fibrose progressiva da musculatura lisa do esfíncter anal interno, que pode ser causada por lesões inflamatórias como criptites, abcessos, fissuras e fístulas da região anal. **O** relaxamento rudimentar do esfíncter com amplitude reduzida e duração mais curta pode ser demonstrado no estudo electromanométrico **(Loening-Baucke, 2006).64**

- **Prisão de ventre idiopática (habitual):**

A obstipação idiopática é o tipo de obstipação que não se deve a causas orgânicas e anatómicas ou à ingestão de medicamentos e que pode estar associada a encoprese. Pode existir uma predisposição genética, uma vez que até 65% das crianças obstipadas demonstram a tendência para esta perturbação aos 6 meses de idade, além disso, é frequente existir uma história familiar. A retenção de fezes resulta quando a expulsão de fezes não ocorre durante vários dias e as fezes moles ou semilíquidas extravasam para o exterior à volta da fezes firmes acumuladas

massa fecal **(Loening-Baucke, 2006).** 64

**Tabela (2) obstipação idiopática versus doença de Hirschsprung (Loening-Baucke, 2006)64**

| | **Obstipação idiopática** | **Doença de Hirschsprung** |
|---|---|---|
| 1-Meninos:Raparigas | 1:1 | 5:1 |
| Tamanho de 2 bancos | Grande em 74% | Normal a tipo fita |
| 3-Faltar para prosperar | 5% | Comum |
| 4-costipação desde o nascimento | 24% | 50% |
| 5-constipação antes de 1 ano de idade | 84% | 90% |
| Retenção de 6 ferramentas | 97% | Raro |
| 7-Massa fecal abdominal | 42% | 95% |
| 8-banqueta no reto | a maioria | Pouco comum |
| 9-tamanho da ampola rectal | grande | Pequeno |
| 10-enterocolite | nunca | Possível |
| 11-sujidade | comum | Invulgar |

**Dificuldades no diagnóstico da doença de Hirschsprung (DH) em recém-nascidos:**

Um diagnóstico preciso é obrigatório para a cirurgia em recém-nascidos com DH. Este diagnóstico preciso é difícil de assegurar em recém-nascidos porque a coloração com acetilcolinesterase de amostras de biópsia por sucção rectal é amplamente utilizada no diagnóstico da DH, mas os seus resultados são por vezes incorrectos ou típicos em recém-nascidos. Três testes comuns estão disponíveis para o diagnóstico da DH: enema com contraste para mostrar uma mudança de calibre na zona de transição, ARM para avaliar o reflexo inibitório rectoanal (RAIR) e coloração AChE de amostras de biópsia por sucção rectal (RSB) para examinar a proliferação de fibras AChE-positivas na lâmina própria da mucosa. Embora a coloração com AChE seja considerada o teste mais exato para o diagnóstico da DH, pode dar resultados falsos negativos se a proliferação de fibras AChE-positivas na camada mucosa for insuficiente durante o período neonatal. Embora os resultados falso-positivos no RSB sejam raros, alguns casos ocorreram em pacientes com alergia ao leite de vaca. A biópsia por sucção rectal está associada a dificuldades técnicas na obtenção de amostras adequadas para exame histológico em recém-nascidos e a complicações raras mas graves, como perfuração e hemorragia maciça **(Benninga et al., 2001)**.65

**Diagnosticar a doença de Hirschsprung**

O diagnóstico começa com o exame físico, o diagnóstico por imagem e a manometria anal e é confirmado pela biopsia rectal.

**Exame físico**

A palpação do abdómen pode indicar distensão abdominal e um exame rectal digital identifica um esfíncter anal apertado, frequentemente com ausência de fezes na abóbada rectal. A retirada do dedo do examinador pode provocar uma libertação explosiva de fezes e gases **(Frykman e Short, 2012)**.66

**Técnica de imagiologia**

**1. Zona de transição da radiografia simples do abdómen (PARTZ).**

Uma zona de transição radiográfica abdominal simples é fiável na previsão do nível da zona de transição em casos de enema com contraste inconclusivo. Pode ser particularmente útil nos países em desenvolvimento, onde as técnicas laparoscópicas não estão disponíveis **(Akshay et al., 2007)**. 67

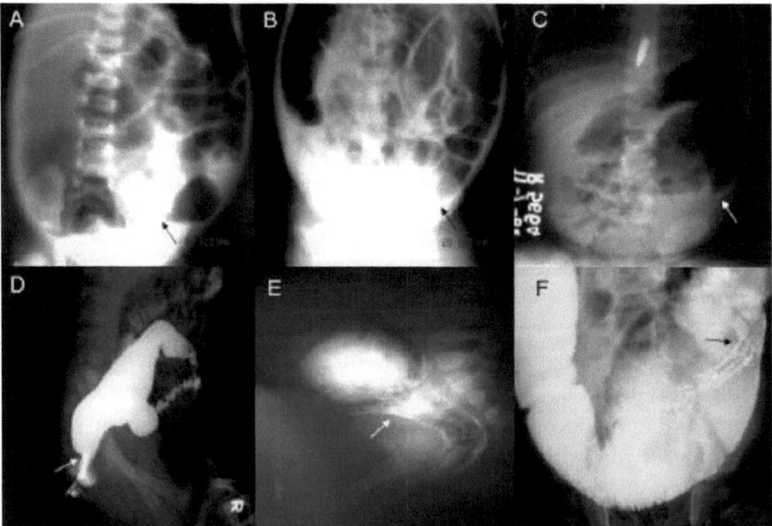


**Fig (9)** A: Radiografia simples do abdómen mostrando uma PARTZ no rectosigmóide, seta. B: Radiografia simples do abdómen mostrando uma PARTZ no mesossigmóide, seta. C: Radiografia simples do abdómen mostrando uma PARTZ no cólon descendente, seta. D: Enema com contraste mostrando um CETZ no rectosigmóide, seta. E: Enema com contraste mostrando um CETZ no meio-sigmoide, seta. F: Enema com contraste mostrando uma CETZ no cólon descendente, seta **(Akshay et al., 2007).67**

A radiografia abdominal normal mostra alças intestinais dilatadas, frequentemente com ausência de fezes e gás no reto. Em doentes com obstrução intestinal, a radiografia abdominal pode mostrar níveis de ar-fluido no cólon; a pneumatose intestinal e o ar livre no abdómen são sinais mais ominosos de enterocolite com perfuração **(Frykman e Short, 2012)66.** As técnicas de imagiologia são úteis no diagnóstico da DH. No entanto, a sua sensibilidade é de cerca de 80% **(Holland et al., 2010)**68.

## 2. Enema de contraste

Um clister com contraste hidrossolúvel pode mostrar uma zona de transição afunilada entre o intestino normal e o intestino agangliónico, mais frequentemente no cólon reto-sigmoide e o índice reto-sigmoide (a relação entre o diâmetro do reto e o diâmetro do cólon sigmoide) será inferior a 1. Zona de transição é o termo aplicado à região em que ocorre uma mudança acentuada no calibre, com o cólon dilatado e normal acima e o cólon estreitado e agangliónico abaixo; embora este seja um sinal altamente fiável de DH, a não visualização de uma zona de transição não exclui a presença da doença **(Putnam et al, 2015)**.69

O uso do índice reto-sigmoide (diâmetro mais largo do reto dividido pelo diâmetro mais largo do cólon sigmoide < 1 na DH) pode, em alguns casos, ajudar a identificar a DH em pacientes em que o diagnóstico não teria sido feito observando-se apenas a zona de transição **(Garcia et al., 2007)70**. Os enemas com contraste têm apenas 70% de sensibilidade; os resultados falsos negativos ocorreram após lavagens rectais ou exames rectais digitais, e os resultados falsos positivos ocorreram em doentes com tampões de mecónio (**Holly et al., 2016**)55.

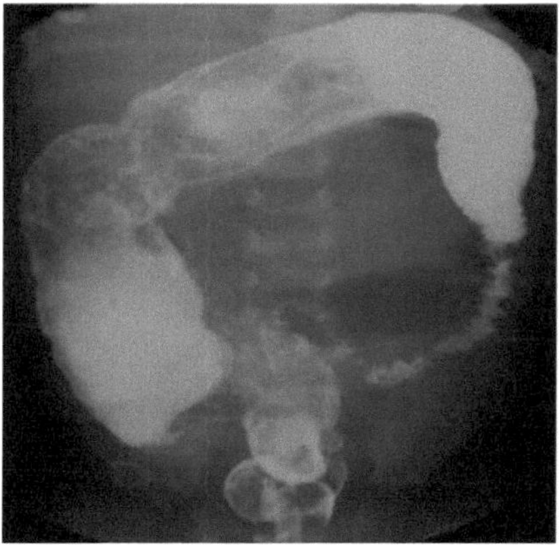

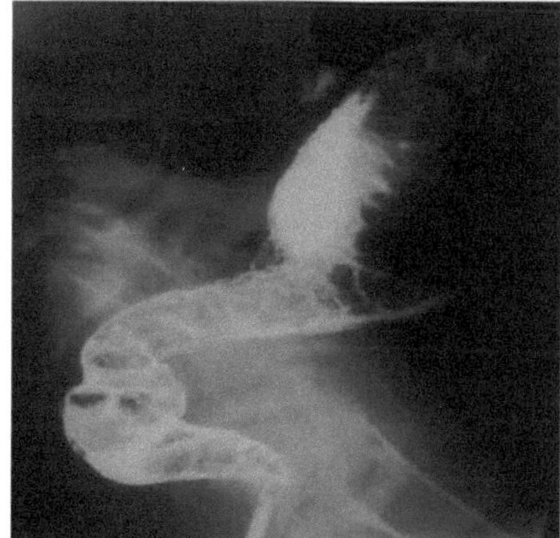

Figura (10): Imagiologia na doença de Hirschsprung. A: Note a dilatação do intestino grosso e delgado proximal à "zona de transição". Normalmente, o reto é maior do que o cólon. Na doença de Hirschsprung, há uma relação rectosigmóide anormal, com o reto mais pequeno do que o sigmoide devido à hiperespasticidade da desnervação. B: Enema de bário mostrando o calibre reduzido do reto, seguido de uma zona de transição para um sigmoide de calibre aumentado **(Putnam et al., 2015)**69.

## 3. Tomografia computorizada multidetectores de baixa dose MDCT.

A TC foi considerada uma ferramenta de imagiologia útil, proporcionando a oportunidade não só de visualizar o cólon dilatado e as zonas de transição, mas também de excluir definitivamente outras doenças que também podem causar obstipação crónica. A interpretação das imagens foi feita para o seguinte: determinar a localização e o comprimento da ZT e a relação ZT, que era a relação entre o diâmetro transversal do segmento do cólon mais dilatado proximal à ZT e o segmento do cólon mais estreito distal à ZT. A precisão global da TCMD na localização do local da ZT foi de 81,8%. A TCMD de baixa dose tem um bom papel na localização do local da TZ em bebés em HD **(Gehan et al., 2016).**71

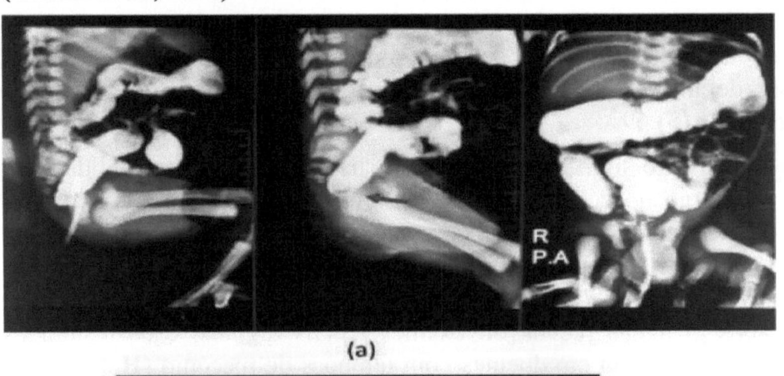


(a)

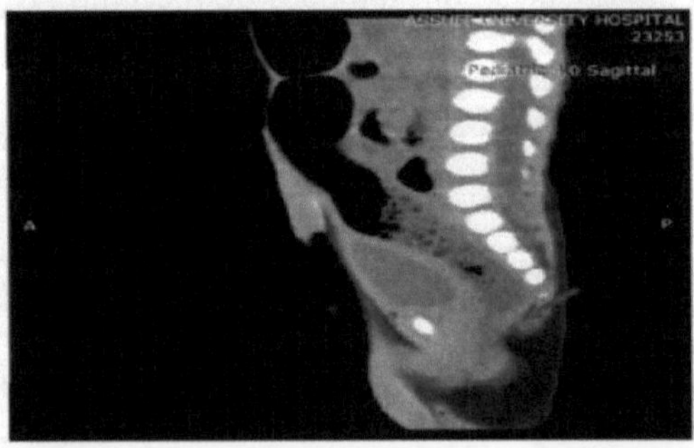


(b)

Figura (11): Lactente de 40 dias do sexo masculino com obstipação. (a) O enema com contraste em anteroposterior e lateral não mostrou relaxamento do segmento rectal inferior. Especulou-se HD ultracurta (seta vermelha). (b) A TCMD em imagens sagitais reformatadas mostrou o mesmo local da zona de transição ultracurta (seta vermelha) (o comprimento da ZT era de 1 mm e o rácio médio

da ZT era de 1,2).71

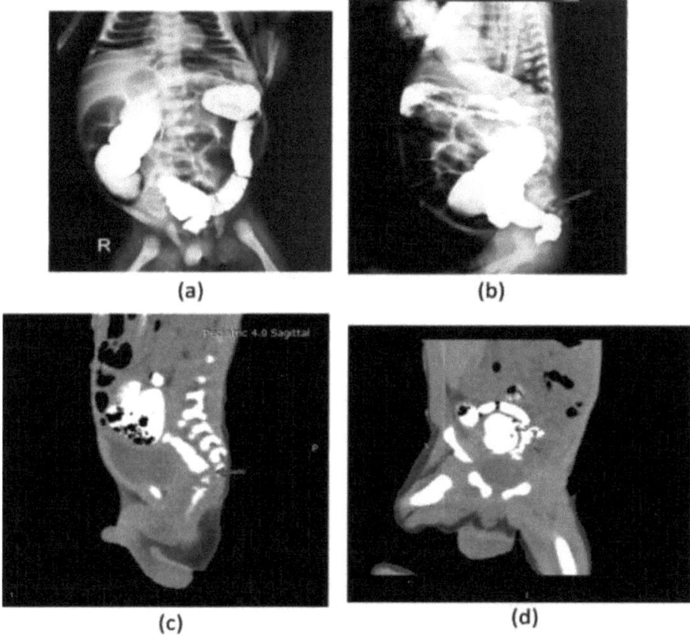


Figura (12): Recém-nascido de 15 dias, do sexo masculino, com atraso na passagem de mecónio e distensão abdominal. (A e b) O enema com contraste em anteroposterior e lateral mostrou uma transição entre o reto distal estreitado e o cólon proximal dilatado (seta vermelha). (c e d) A TCMD em imagens sagitais e coronais reformatadas com enema com contraste mostrou o mesmo local da zona de transição no cólon rectosigmóide (seta vermelha) (o comprimento da ZT foi de 7,8 mm e o rácio médio da ZT foi de 3,8).71

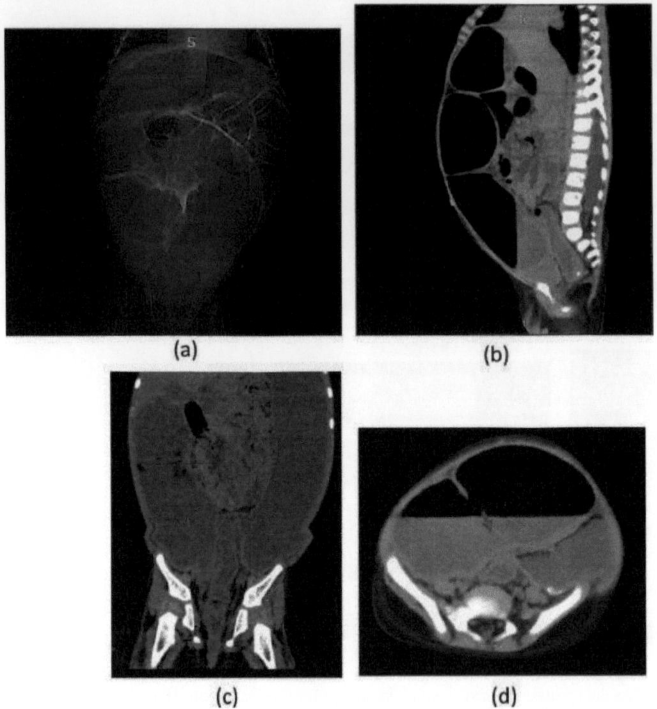

Figura (13): Lactente de 2 anos de idade, do sexo masculino, com obstipação. (a) A imagem anteroposterior do abdómen mostrou distensão abdominal gasosa. (b) TCMD em reformatação sagital mostra segmento longo TZ (acima do cólon sigmoide) (seta vermelha). (c e d) A TCMD em imagens coronais e axiais oblíquas mostrou o elevado nível da zona de transição (seta vermelha) (o comprimento da ZT era de 9 mm e o rácio médio da ZT era de 2,7).71

## Manometria

Um reflexo inibitório reto-anal ausente tem um valor preditivo negativo de 100%, e pode ser avaliado por manometria anal de forma mais eficaz em crianças com mais de 1 ano de idade. No entanto, a manometria é atualmente considerada desnecessária porque o reflexo também pode ser avaliado com um enema com contraste modificado. Se os resultados destes testes iniciais sugerirem o diagnóstico de doença de Hirschsprung, ou suscitarem uma preocupação clínica significativa, é necessária uma biopsia rectal para confirmar o diagnóstico **(Vult von et al., 2013).**72

## Biópsia anal

O padrão-ouro para o diagnóstico em recém-nascidos é uma biópsia por sucção rectal, que tem uma sensibilidade média de 97% e uma especificidade de 99% **(Friedmacher et al., 2013)73.** A biópsia rectal pode ser realizada à cabeceira do leito pelo cirurgião, utilizando um cateter de sucção. Devem ser obtidas várias amostras da mucosa rectal 1 a 3 cm acima da linha dentada e deve incluir a submucosa. Hayes e colegas descobriram que uma única biopsia por sucção rectal pode excluir o diagnóstico de doença de Hirschsprung em 65% das vezes **(Hayes et al., 2012).74**

A combinação de aganglionose e nervos hipertróficos na biopsia é diagnóstica e, juntamente com a avaliação patológica, é essencial para o diagnóstico. As colorações da calretinina e da acetilcolinesterase ajudam a identificar a aganglionose e os nervos hipertróficos, respetivamente. A biópsia rectal aberta de espessura total é realizada em não neonatos e requer anestesia **(Holly et al., 2016)**.55

A biópsia rectal transmural padrão é recomendada em crianças após mais de uma biópsia de sucção diagnóstica **(Holland et al., 2010)** 68.

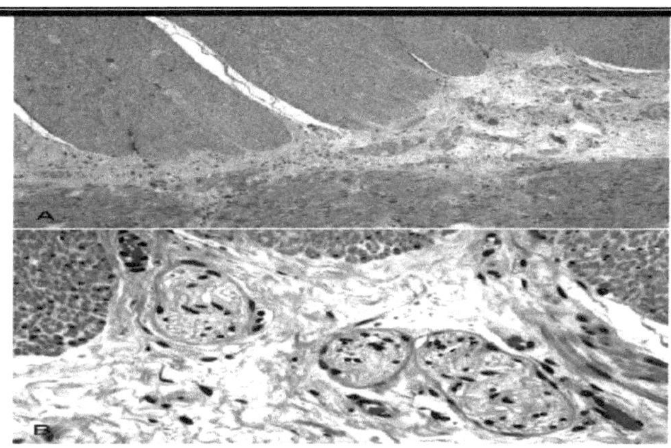

Figura (14): Visão de baixa (A) e média potência (B) do reto distal. Notar a ausência de células ganglionares entre duas camadas de músculos (Annals of Diagnostic Pathology 10 (2006) 347- 351(75)

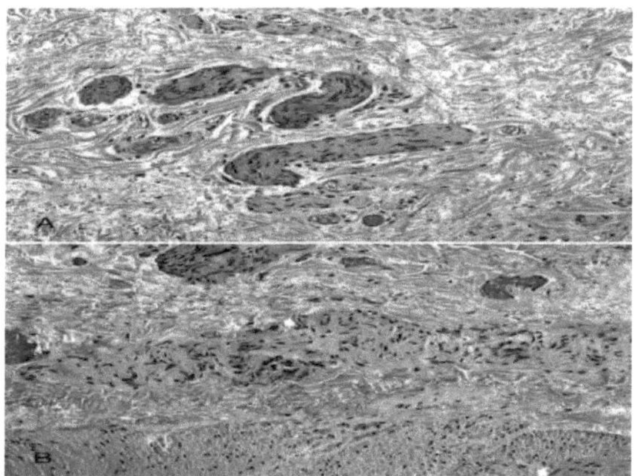

Figura (15): Visão de média potência do reto distal mostrando nervos hipertróficos nos plexos submucoso (A) e mioentérico (B) (Annals of Diagnostic Pathology 10 (2006) 347-351) (75)

## Biópsias de nivelamento assistidas por laparoscopia

As biópsias colónicas de nivelamento assistidas por laparoscopia são uma técnica viável, segura e decisiva para diagnosticar o nível de DH sem colostomia; poupa ao doente as complicações de operações em várias fases, anestesia múltipla e dependência da secção congelada, que pode não estar sempre disponível **(Abdel Moniem Shamseldin et al., 2011).76**

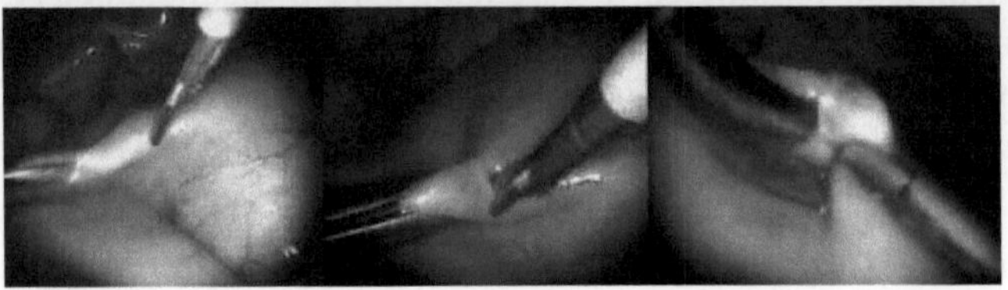

Figura (16): Biópsias laparoscópicas extramucosas efectuadas com instrumentos de 3 mm antes de iniciar um pull through assistido por laparoscopia **(Pini-Prato et al., 2010).77**

## Esquema de diagnóstico

A abordagem regular deve incluir biópsias de duas amostras de cada secção intestinal suspeita. Uma delas é utilizada para a coloração padrão H + E e a outra deve ser congelada para posterior determinação da AChE (Figura 16). Se o exame microscópico confirmar a presença de células ganglionares, pode rejeitar-se a DH. Nos outros casos, deve avaliar-se a reação da AChE. A presença de fibras nervosas espessadas na mucosa e na submucosa confirma definitivamente a DH. Se os achados característicos da coloração da AChE não forem cumpridos, os médicos devem considerar a obtenção de amostras adicionais e devem observar o doente. Se ocorrerem problemas com a identificação das células ganglionares nas lâminas de H + E, é necessário efetuar testes imuno-histoquímicos ou histoquímicos (S100, NSE e Diff-Quik). Dependendo dos resultados, os médicos podem recomendar um tratamento adicional de acordo com as regras acima mencionadas **(Szylberg e Marszalek, 2014).48**

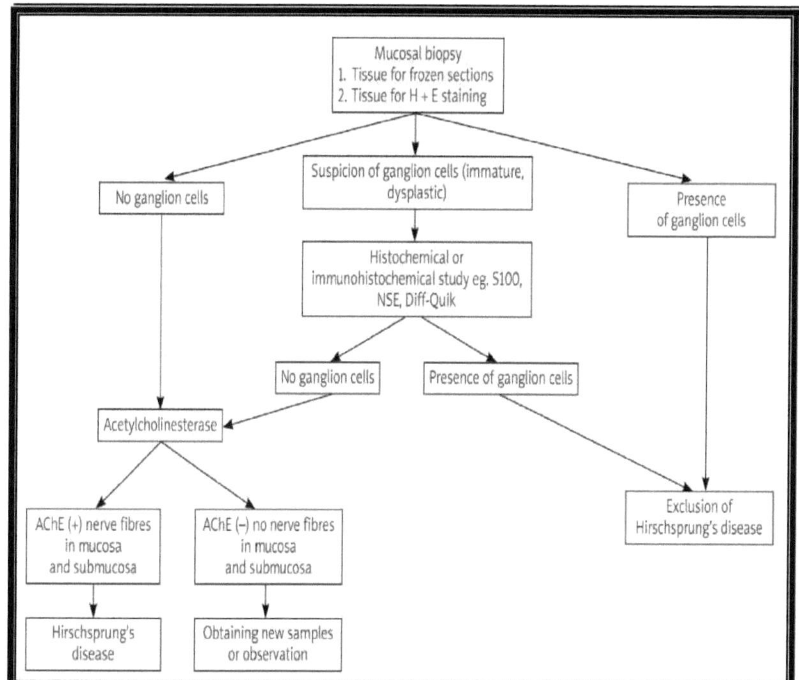


Figura (17): Esquema de diagnóstico da doença de Hirschsprung por biópsia. (Szylberg e Marszalek, 2014)48

## Tratamento da doença de Hirschsprung

O objetivo do tratamento é manter um equilíbrio normal de fluidos e electrólitos para evitar a enterocolite e reduzir a distensão do cólon.

### Tratamento da enterocolite

Os doentes com enterocolite por doença de Hirschsprung devem ser tratados com irrigação rectal, cobertura antibiótica para organismos Gramnegativos e anaeróbios, descompressão nasogástrica e fluidos intravenosos. Se uma criança apresentar enterocolite grave no pré-operatório, está indicada uma colostomia de desvio proximal ao intestino agangliónico **(Langer et al., 2003).**4

### Cuidados cirúrgicos

### Cuidados pré-operatórios

O doente não deve ingerir nada durante 6 a 8 horas antes da operação. Os bebés que não têm uma ostomia necessitam de irrigação rectal diária para prevenir a enterocolite até estarem prontos para a cirurgia. A irrigação rectal com 10 a 20 ml/kg de solução morna de cloreto de sódio a 0,9% pode ser feita em casa pelos pais para facilitar a passagem das fezes e manter o reto descomprimido. É utilizado um cateter de borracha de grande diâmetro que permite o efluxo da solução de cloreto de sódio a 0,9% e das fezes **(Frykman e Short, 2012).**66

**Desvio da colostomia**

Tradicionalmente, era criada uma colostomia de desvio na altura do diagnóstico e a reparação definitiva era adiada até a criança atingir um peso de 10 quilogramas. Este padrão de tratamento foi desenvolvido devido às taxas relativamente altas de fístula e estenose com uma operação de estágio único. Para os recém-nascidos submetidos à criação de uma colostomia de desvio, a zona de transição é identificada e a colostomia é colocada proximalmente a esta área. A presença de células ganglionares no local da colostomia deve ser claramente confirmada pela avaliação histológica de uma biópsia de secção congelada. É criada uma colostomia em ansa ou uma colostomia terminal, ao critério do cirurgião **(Coe et al., 2012).**78

**Cuidados pós-operatórios**

**Dieta e atividade**

No pós-operatório, o paciente receberá fluidos intravenosos e antibióticos; no entanto, nada pode ser administrado por via oral até que a passagem de flatos ou fezes signifique o retorno da função intestinal. Se um recém-nascido for submetido à criação de uma colostomia de desvio, a passagem de flatos ou fezes do estoma é necessária antes da instituição da alimentação oral. Após o restabelecimento da função intestinal, pode ser retomada a alimentação por sonda ou fórmula/leite materno. Os líquidos claros são administrados por via oral, e a dieta pode ser avançada até que os objectivos de alimentação sejam atingidos. A alimentação é normalmente iniciada 24 a 48 horas após a criação de uma colostomia. O doente pode ter alta hospitalar quando estiver a alimentar-se completamente. As dietas compostas por frutas frescas, legumes e artigos ricos em fibras podem ser benéficas. No que diz respeito à atividade, limitar a atividade física durante cerca de 6 semanas para permitir que as incisões cicatrizem adequadamente (aplica-se mais a crianças mais velhas) **(Justin et al., 2015).**44

**Enterocolite**

Para prevenir a enterocolite, é necessária uma reanimação urgente, repouso intestinal, antibióticos e uma colostomia de desvio **(Holly et al., 2016)55.** Foi relatado que as injecções de toxina botulínica no mecanismo do esfíncter interno contraído induzem padrões mais normais de movimentos intestinais em doentes pós-operatórios com enterocolite **(Frykman e Short, 2012)**. 66

**Procedimentos de passagem**

Os procedimentos pull through dependem da capacidade de anastomose do cólon saudável a um cuff rectal, mas é inevitável algum risco de intestino agangliónico residual. A anastomose deve ser proximal à linha dentada para reduzir a lesão do esfíncter anal interno e dos nervos pélvicos e manter a continência fecal. Em qualquer operação eletiva para HD, deve ser realizada uma limpeza robusta do cólon no pré-operatório **(Coe et al., 2012)78**. No intraoperatório, o exame histológico de uma biópsia de secção congelada deve confirmar a presença de células ganglionares na margem proximal do intestino destinado à anastomose. Uma meta-análise indicou que a aganglionose residual e o tecido da zona de transição são responsáveis pela persistência de sintomas intestinais num terço dos doentes submetidos a um segundo procedimento de correção do pull-through **(Friedmacher e Puri, 2011)**79.

**Foram utilizadas três técnicas (Swenson, Duhamel e Soave) e os estudos mostram que alguns doentes terão perturbações da defecação no pós-operatório, independentemente do tipo de procedimento (Chumpitazi et al., 2011).80**

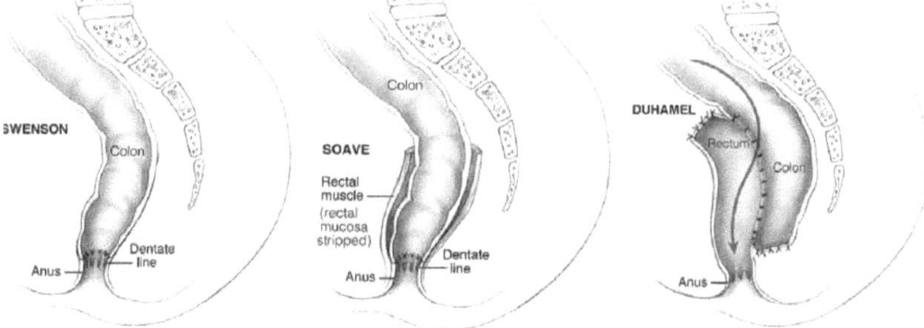


Figura (18): Técnicas de Swenson, Soave e Duhamel(80)

As três técnicas podem ser efectuadas com incisões abdominais abertas ou assistidas por laparoscopia. Podem ser efectuadas em duas fases (com uma colostomia de desvio inicial) ou numa única fase. As técnicas de Swenson e Soave também podem ser efectuadas completamente a partir de uma abordagem transanal. A técnica mais comummente utilizada é a assistida por laparoscopia. Transanal pull-through; uma adaptação da técnica de Soave ou Swenson **(Friedmacher et al, 2013).**73

**Extração de uma fase**

Os avanços na administração da anestesia e na monitorização hemodinâmica levaram muitos cirurgiões a defenderem um procedimento de passagem em fase única sem desvio inicial. As contra-indicações para um procedimento de fase única incluem intestino proximal gravemente dilatado, enterocolite grave, perfuração, desnutrição e incapacidade de determinar com precisão a zona de transição entre o intestino saudável e o agangliónico, no intra-operatório. Num procedimento de fase única, os doentes têm menos dor, estadias hospitalares mais curtas e melhor cosmética **(Hayes et al., 2012)74.** No entanto, uma ostomia temporária é indicada como primeira etapa se a criança apresentar enterocolite grave, aganglionose colónica total, perfuração, desnutrição ou um intestino proximal maciçamente dilatado. Com o refinamento da operação pull-through, em que se evita a dissecção pélvica, as sequelas de disfunção urinária e sexual têm sido mínimas **(Vieten e Spicer, 2004).81**

**Extração em duas fases**

Numa cirurgia em duas fases, é efectuada inicialmente uma colostomia de desvio, seguida de um procedimento de passagem semanas a meses mais tarde. As colostomias de desvio já não são realizadas por rotina, porque as cirurgias correctivas estão a ser feitas numa idade mais jovem, antes de os doentes desenvolverem enterocolite. Os assistentes de saúde nos cuidados primários devem estar familiarizados com os cuidados a ter com as ostomias e devem ser capazes de reconhecer uma ostomia saudável como tendo uma mucosa rosada e viável, com uma ligeira protrusão da parede abdominal após a resolução do edema pós-operatório. Os estomas de cor escura, prolapsados, retraídos ou estenóticos requerem uma avaliação mais aprofundada **(Langer et al., 2003).**4

**Procedimento Swenson**

O procedimento de Swenson foi o procedimento original usado para tratar a DH. O segmento agangliônico é ressecado até o cólon sigmoide e o reto, e uma anastomose oblíqua é realizada entre o cólon normal e o reto baixo.

**Modificações da operação de Swenson:** Foram exploradas três modificações da operação de Swenson:

1- Utilizar uma anastomose oblíqua 2 cm acima da junção mucocutânea anteriormente e 1 cm posteriormente.

2- Evitar a transecção do intestino no abdómen. Após a mobilização do intestino distal, o intestino intacto é intussusceptado através do ânus, de modo a que a transação e a anastomose sejam realizadas a partir de baixo.

3- Exteriorização temporária do intestino atravessado. O canal anal evertido e o cólon passante são deixados no exterior antes da conclusão da ressecção e anastomose, aproximadamente 10-14 dias após a operação inicial **(Holly et al., 2016).55**

**Procedimento Duhamel**

O procedimento de Duhamel foi descrito pela primeira vez em 1956 como uma modificação do procedimento de Swenson. É o método preferido de pull-through para o tratamento da DH, e tanto as técnicas abertas como laparoscópicas têm sido utilizadas de acordo com a preferência do cirurgião, ambas com resultados semelhantes **(Shireen et al., 2012).**82

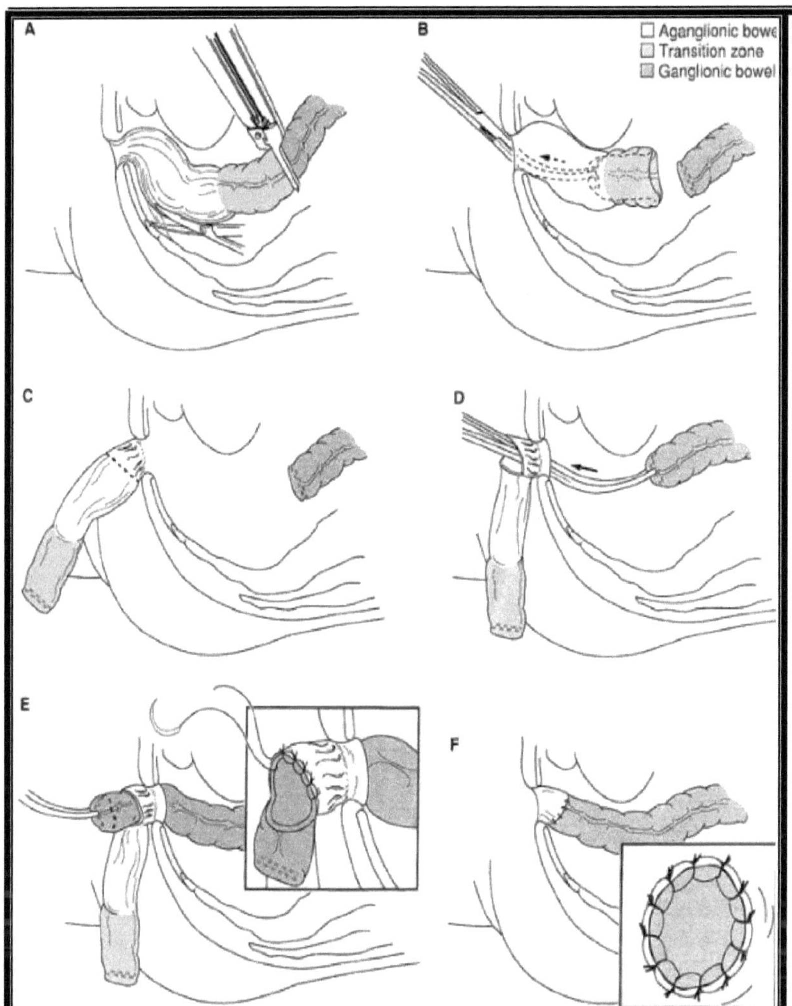


Figura (19): Procedimento de Swenson. (A) Dissecção rectal extramural. (B, C) Eversão do segmento aganglionar e espessura total do reto. (D) Passagem do intestino normal, ganglionar. (E) Anastomose colorrectal. (F) Procedimento concluído. **(Sato &Oldham, 2001:2005).**83

É utilizada uma abordagem retrorrectal e é retido um segmento significativo do reto agangliónico. O intestino agangliónico é ressecado até ao reto, e o reto é cortado. O intestino proximal é então trazido através do espaço retrorrectal (entre o reto e o sacro) e é realizada uma anastomose término-lateral com o reto restante **(Holly et al., 2016).**55

Este procedimento também tem a vantagem de uma dissecção pélvica mínima, poupando consequentemente os nervos pélvicos, sendo amplamente aceite, com bons resultados funcionais a longo prazo e uma incidência muito menor de complicações pós-operatórias. O resultado funcional melhora com o aumento do tempo de seguimento. A principal complicação é a fuga anastomótica, que leva à formação de fístula ou abcesso **(Mehreen et al., 2012)85.** Pode ser efectuado um procedimento de Duhamel pull-through modificado utilizando uma técnica de costura manual devido à indisponibilidade de agrafador GI para a anastomose final **(Joseph et al., 2014). 86**

**Modificação Duhamel**

1. O procedimento de modificação de Martin com a ajuda de um dispositivo agrafador de corte linear é bastante seguro, fácil e consome menos tempo. De facto, o Duhamel modificado é um procedimento de eleição para a doença de Hirschsprung.

2. Retenção da extremidade inferior do esfíncter interno através da colocação de uma incisão 1,5-2,5 cm acima da junção mucocutânea.

3. Redução da bolsa rectal **(Iqbal et al., 2010).**87

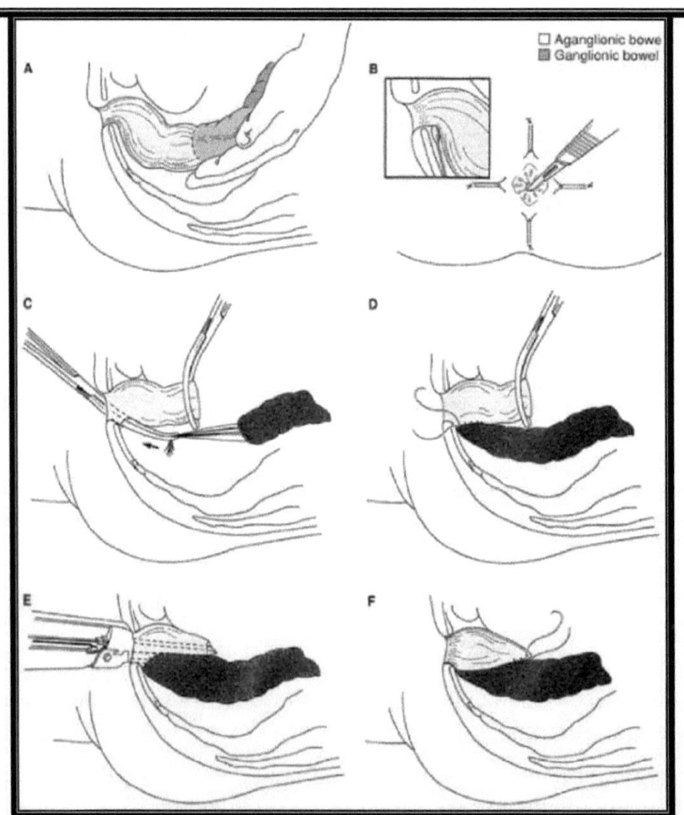


**Figura (20):** Procedimento de Duhamel (modificação de Martin) (A) Dissecção retrorrectal romba. (B) Incisão na parede posterior do reto agangliónico. (C) Tração rectal após ressecção do segmento agangliónico proximal. (D)

Anastomose colorrectal término-lateral preservando o reto agangliónico (como descrito originalmente). (E) Conversão grampeada da anastomose em uma anastomose colorretal lado a lado estendida (modificação de Martin). (F) Procedimento concluído. **(Sato T & Oldham K, 2001:2003).83**

## Procedimento Soave (Endorectal)

A técnica de Soave foi desenvolvida para evitar a dissecção na pélvis, que poderia lesionar os nervos pélvicos e levar a disfunção sexual ou bexiga neurogénica. Esta técnica envolve a dissecção submucosa do intestino agangliónico que deixa a camada muscular de um cuff rectal. O intestino normal é então puxado através do cuff de forma telescópica e anastomosado logo acima da linha dentada. O procedimento evoluiu para deixar um cuff rectal muito curto que minimiza o intestino agangliónico residual, mas a desvantagem é que são necessárias dilatações repetidas **(Holly et al., 2016).**55

## Tração endorecral modificada: Modificação de Denda-Boley:

A operação pull through trans-rectal assistida pelo abdómen apresenta as vantagens do princípio de Soave da aplicação trans-rectal com um ensaio para facilitar as coisas, prolongando a dissecção da submucosa para atingir quase a área do sigmoide médio. Isto é feito para evitar a fastidiosa ligadura dos vasos curtos que alimentam a parte distal do sigmoide e a parte superior do reto (vasa reta). Além disso, evita o possível enrolamento do manguito muscular à volta do cólon puxado devido ao manguito muscular muito longo que não pode rolar para baixo ou para cima devido à presença de estruturas pélvicas intactas à volta, mas é necessário um acompanhamento a longo prazo **(Yousri et al., 2010).**88

**Rehbein** fez na sua abordagem uma ressecção extremamente profunda da parte rectal, deixando uma pequena distância até ao complexo esfincteriano.

**De la Torre e as modificações de Georgeson** repetem uma técnica semelhante à de Soave, mas iniciando a mucosectomia a partir do ânus, preparando o reto a partir de baixo **(Jürgen et al., 2013).89**

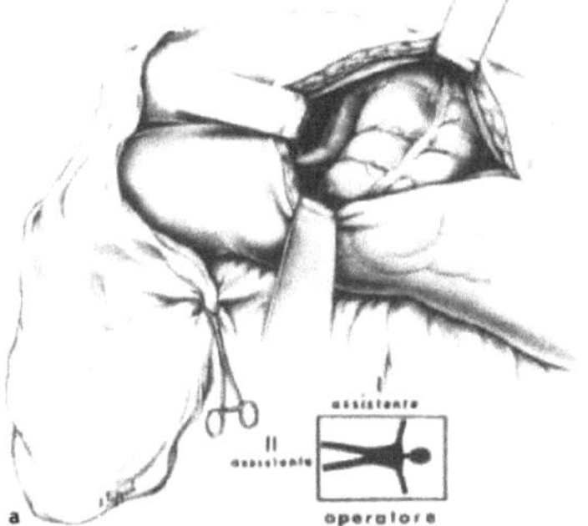


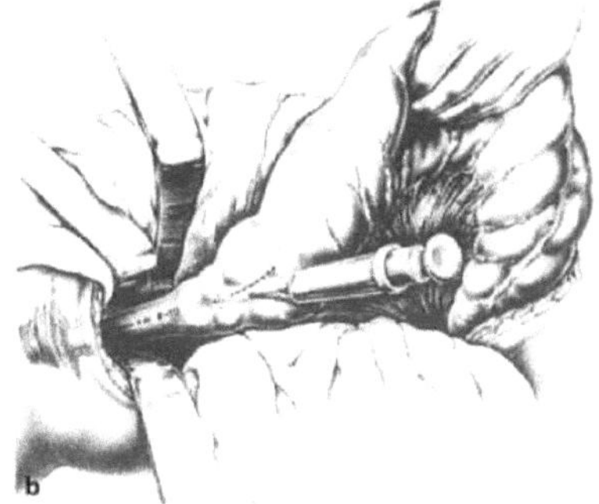

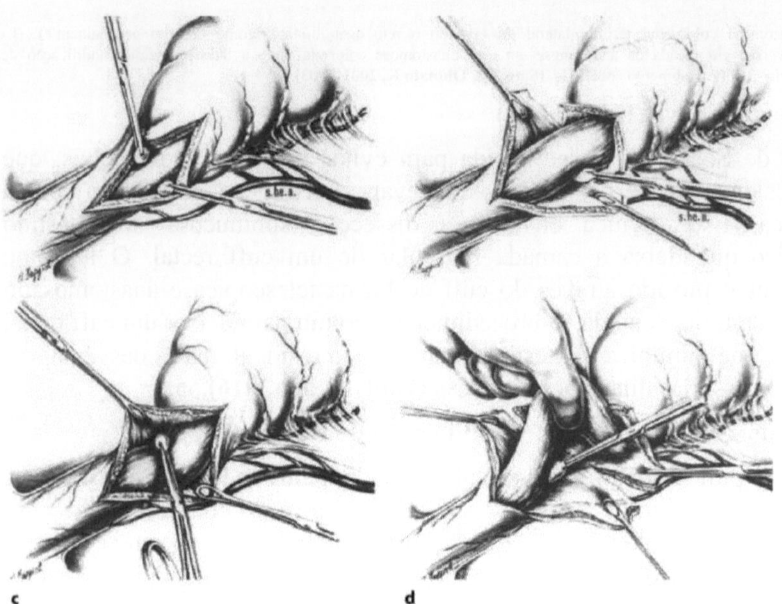


**Figura (21) a** Posição do doente: o cirurgião fica à esquerda, o primeiro assistente à direita e o segundo assistente aos pés do doente. **B** Infiltração. **C, d** Incisão e dissecção da camada muscular da mucosa. 90

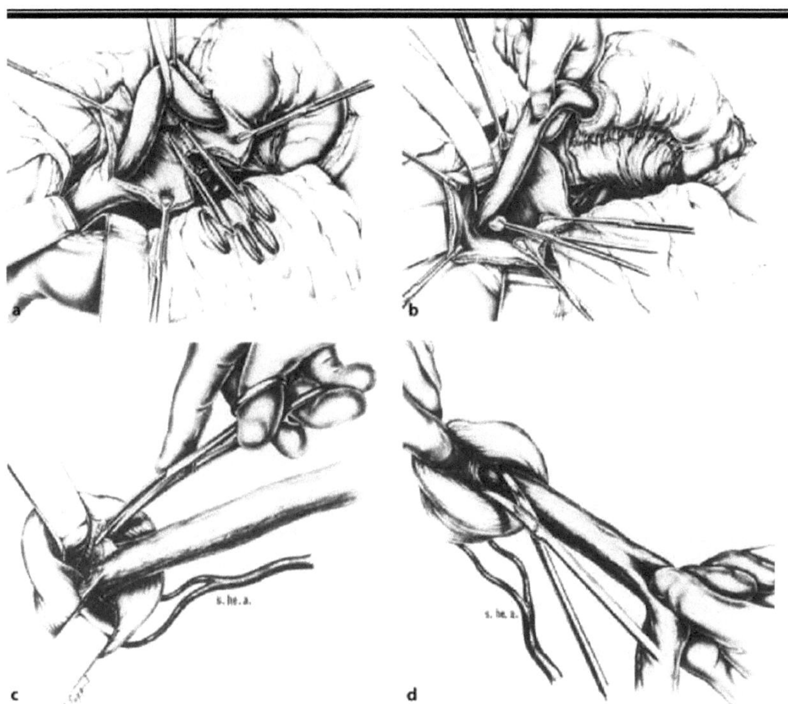


Figura (22): a) O tubo mucoso é completamente libertado e o manguito muscular é cortado. b) Separação progressiva das duas camadas. c) Reviramento do manguito muscular para dissecar aderências fortes. 90

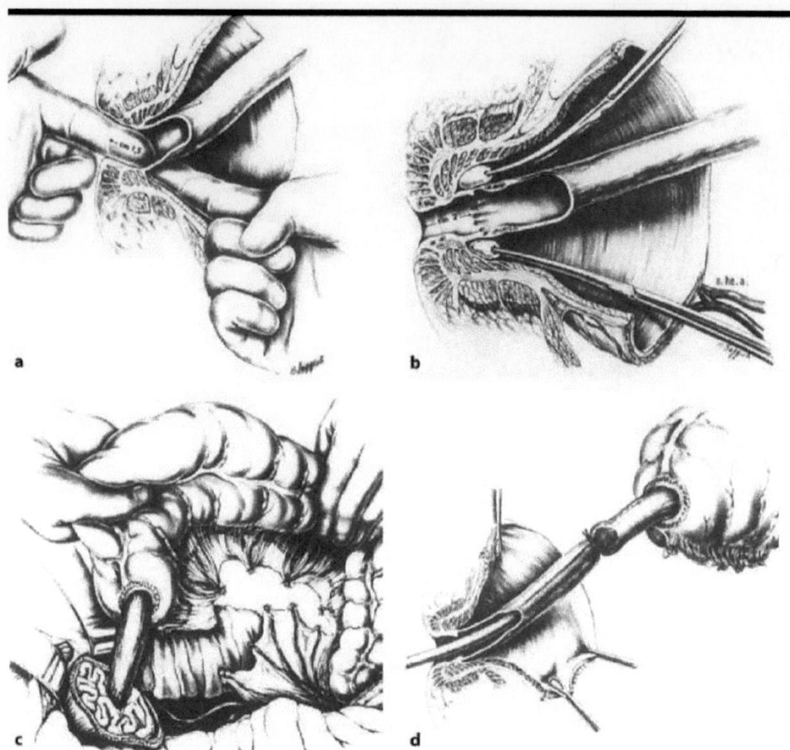

Figura (23): a É possível verificar até que ponto a dissecção da mucosa foi efectuada. B A separação da mucosa está concluída. C O espaço entre os dois cilindros é preenchido com gaze húmida. D É introduzido um cateter Pezzer no lúmen do cilindro da mucosa rectal e é atada uma ligadura à volta do tubo da mucosa. 90

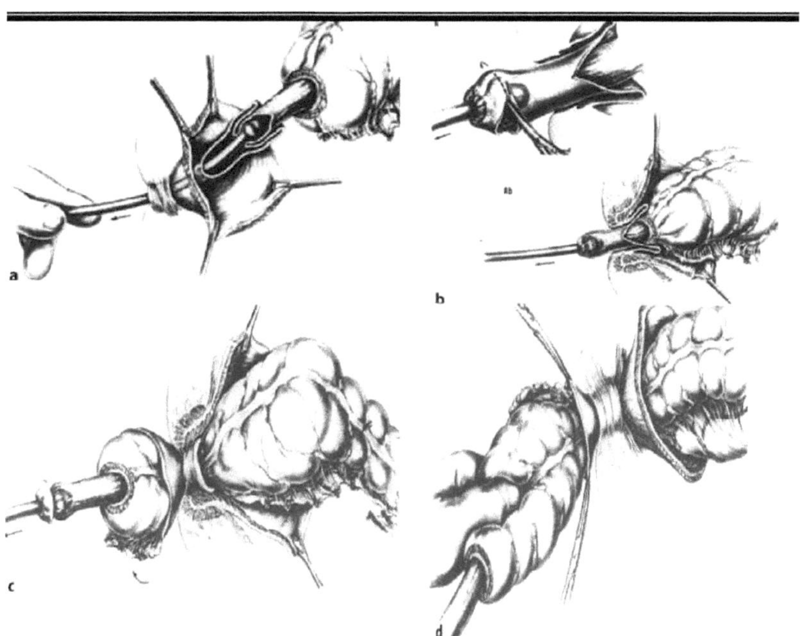

**Figura (24)** A O Pezzer puxa o cilindro da mucosa para baixo e fura-o. B A camada mucosa externa é cortada. C, d Travessia do cólon. Formam-se assim dois cilindros. 90

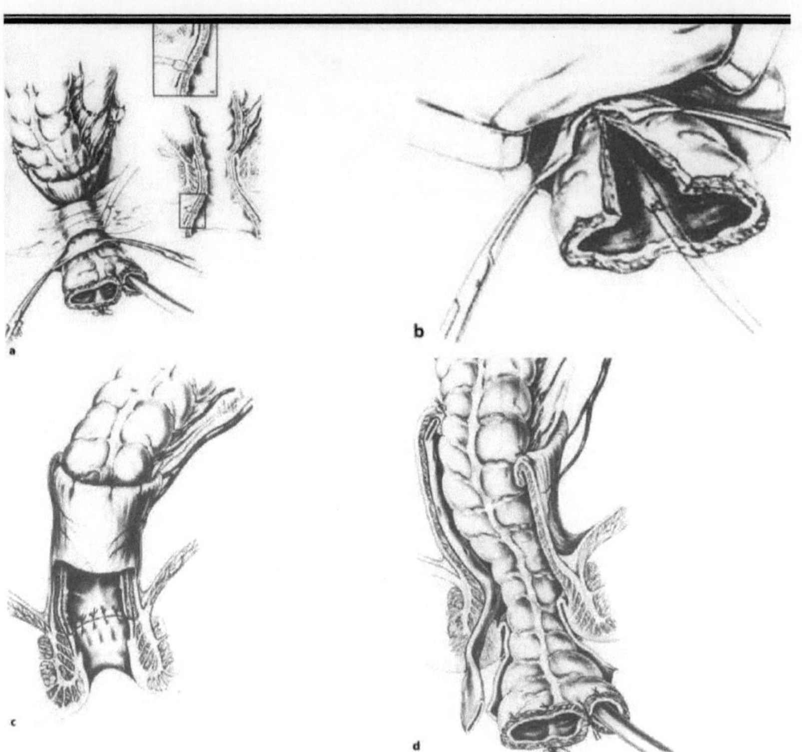

Figura (25): a) Disposição do cólon tracionado. b) Ressecção do coto saliente. c) Anastomose muco-colónica. d) Drenagem. 90

## Miomectomia anorrectal

Para os doentes com um segmento extremamente curto de aganglionose HD (menos de 5 cm). A miomectomia anorrectal é uma opção cirúrgica alternativa A miomectomia é uma operação relativamente pequena A miomectomia anorrectal excisional posterior não só fornece uma biópsia representativa, como também pode ser curativa para esta doença, tendo sido concebida por Bentley e descrita em 1966. O cirurgião remove uma tira de 1 cm de largura da parede rectal extramucosa, começando imediatamente proximal à linha dentada e estendendo-se até ao reto ganglionar normal. A mucosa e a submucosa são preservadas e fechadas **(Carachi et al., 2013).**91

## Procedimentos para a doença de Hirschsprung de segmento longo

Os doentes com envolvimento total do cólon requerem procedimentos modificados para excluir o cólon agangliónico, preservando o máximo de epitélio absorvente. O objetivo destes procedimentos é contornar o intestino disfuncional, maximizando a possibilidade de função nutricional e crescimento no pós-operatório. A maioria dos procedimentos inclui uma anastomose lado a lado do intestino delgado saudável com um segmento curto do cólon agangliónico/absortivo. Ou um pequeno retalho do cólon direito ou o intestino delgado é anastomosado à parede rectal, semelhante a um procedimento de Duhamel. É importante manter um retalho curto (< 10 cm) **(Friedmacher et al., 2011)**.79

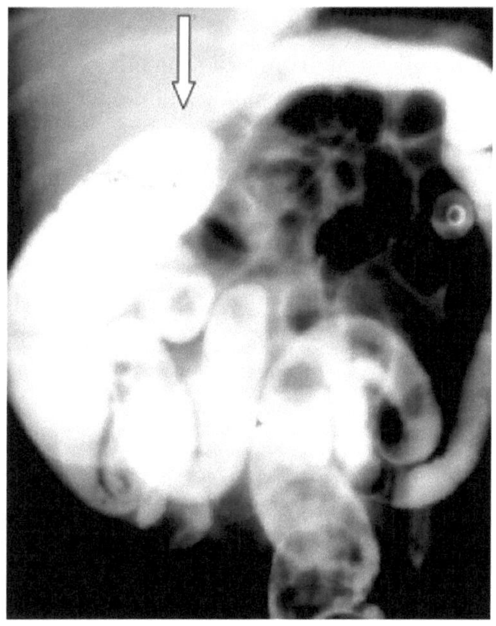

Figura (26): Enema baritado num doente com HD de segmento longo. O segmento aganglionar estendia-se até à flexura hepática (seta) **(Friedmacher et al., 2011)**.79

## Abordagem laparoscópica

Esta técnica foi descrita **pela** primeira vez em **1999 por Keith Georgeson**. A zona de transição é identificada primeiro por laparoscopia e o segmento ganglionar é confirmado por secção congelada, após o que o cólon e o reto são mobilizados abaixo da reflexão peritoneal. É efectuada uma dissecção transanal da mucosa, seguida de um pull-through transanal e de uma anastomose entre o cólon ganglionar e o ânus. Posteriormente, o Duhamel pull-through laparoscópico também foi considerado viável e seguro em crianças. Os resultados funcionais desta abordagem laparoscópica parecem ser equivalentes aos das técnicas abertas com base em resultados a curto prazo **(Ahmed, 2014)**.92

## Procedimentos de passagem transanal

Foram descritos procedimentos transanais de pull-through em que não é efectuada qualquer dissecção intra-abdominal. Todo o procedimento é efectuado por via transanal de uma forma semelhante à rectosigmoidectomia perineal. A mucosa é incisada circunferencialmente acima da linha dentada, e uma dissecção submucosa é dirigida proximalmente. A musculatura é incisada circunferencialmente e o resto da dissecção é efectuada externamente à parede rectal até se identificar a zona de transição. Após a confirmação das células ganglionares na secção congelada, o intestino agangliónico é ressecado e é efectuada uma anastomose **(Chen et al., 2013).51**

Os resultados do procedimento transanal pull-through têm sido semelhantes aos das abordagens abertas de fase única, e os requisitos de analgesia e os tempos de internamento hospitalar são reduzidos. Estudos recentes também relatam taxas mais baixas de incontinência pós-operatória e tempos de operação mais curtos em procedimentos transanais pull-through (**Gosemann et al., 2013**). 93

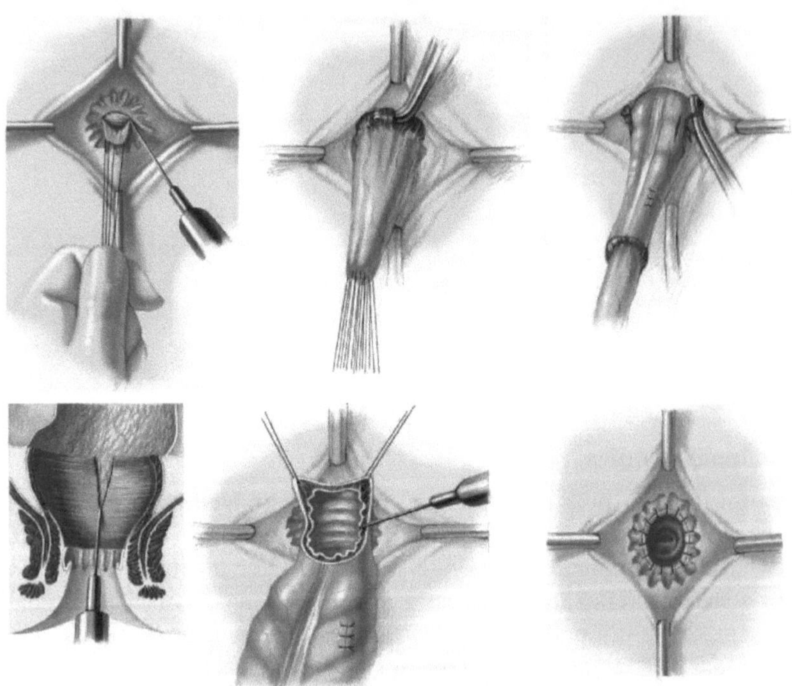

**Figura (27)** Passagem endorrectal transanal de uma fase ***(Puri & Hollwart, 2006)***.94

## Novas estratégias

Foram descritas várias outras abordagens criativas, incluindo uma modificação da abordagem transanal com assistência transabdominal aberta ou laparoscópica, a cirurgia endorrectal laparoscópica de incisão única (SILEP) e a cirurgia endoscópica transluminal de orifício natural (NOTES) ( **Semin, 2012).**95

Estão a ser investigadas estratégias regenerativas para restaurar a função do intestino agangliónico. O transplante de células estaminais para regenerar o sistema nervoso entérico é o tema de muitas séries experimentais recentes. As células estaminais derivadas da crista neural persistem até à idade adulta e várias são capazes de proliferação e diferenciação no intestino. Foi recentemente relatada a geração bem sucedida de neurónios entéricos funcionais a partir de células precursoras transplantadas para o cólon recetor **(Hotta et al., 2013).**96.

### Monitorização em ambulatório

Após a realização de um procedimento definitivo de tração, o doente deve atingir um crescimento e desenvolvimento normais. Os doentes devem ser monitorizados quanto ao seu hábito intestinal. Os doentes sem outras doenças subjacentes e sem complicações pós-operatórias desenvolvem frequentemente uma função intestinal melhorada; no entanto, o desenvolvimento de um hábito intestinal normal pode demorar anos. Após a reparação cirúrgica definitiva, os doentes podem apresentar uma motilidade gastrointestinal anormal persistente. A hipomotilidade pós-operatória é relativamente comum, e muitos pacientes necessitam de um tratamento laxante prolongado. Os pacientes que retêm fezes apesar da terapia laxativa podem precisar de enemas **(Levitt et al., 2013).97**

### Qualidade de vida após a correção cirúrgica

Cada técnica tem as suas próprias dificuldades técnicas e riscos, bem como complicações cirúrgicas que podem levar às consequências e problemas conhecidos da cirurgia para a doença de Hirschsprung. Por conseguinte, o objetivo de qualquer cirurgia deve ser um doente com uma frequência regular de fezes e função intestinal, sem mais enterocolite e retenção de fezes e com continência fecal. A cirurgia deve ser efectuada idealmente o mais cedo possível na vida, utilizando uma técnica minimamente invasiva para um pós-operatório curto e excelentes resultados cosméticos. O risco de complicações cirúrgicas precoces e tardias deve ser minimizado. Todos estes factores contribuem finalmente para uma boa qualidade de vida **(Jürgen et al., 2013).89**

## Complicações após a reparação cirúrgica da doença de Hirschsprung

A maioria das crianças com doença de HD tem resultados satisfatórios após a reconstrução definitiva por tração. As complicações que ocorrem após a reparação cirúrgica da DH podem ser categorizadas temporalmente em complicações intra-operatórias, precoces e tardias. No entanto, há uma sobreposição significativa em relação ao período de tempo durante o qual elas podem ocorrer. Em geral, a maioria das crianças com HD não desenvolve complicações nos primeiros 30 dias de pós-operatório. As complicações tardias mais comuns são a obstipação crónica, a enterocolite e a encoprese. A maioria se apresenta nos primeiros meses de pós-operatório, e os sintomas melhoram gradualmente com o tempo. Outras complicações, como fístulas e disfunção geniturinária e sexual, são raras **(Teitelbaum et al., 2000; Mabula et al., 2014).**7,98

**Complicações intra-operatórias**

Como em qualquer outro procedimento cirúrgico, podem ocorrer complicações intra-operatórias como hemorragias, lesões noutros órgãos ou danos não reconhecidos no remanescente do intestino, deixado no local, e risco de anestesia. Todas as técnicas minimamente invasivas, bem como a abordagem transanal, têm a vantagem de reduzir o traumatismo dos tecidos e de obter melhores resultados estéticos. Mas nem todos os doentes são adequados para estes procedimentos. Uma abordagem transanal em crianças mais velhas com um cólon dilatado maciço pode ser extremamente difícil, levando a danos no complexo muscular do esfíncter devido ao estiramento **(Pini-Prato et al., 2010).**77

A formação de abcessos pélvicos deve-se normalmente a hemorragia, hematoma, restos de mucosa e infeção consecutiva. Esta hemorragia pode ocorrer a partir da incisão do manguito muscular ou do mesentério. Nestes casos, deve ser efectuado um controlo minucioso das margens de ressecção, que podem ser fixadas com pontos hemostáticos. Em alguns casos, os dispositivos de corte e selagem podem não ser seguros se o tecido for dividido sob tensão. Em caso de dúvida, recomenda-se um controlo laparoscópico da região pélvica. Em raparigas pequenas, pode verificar-se uma lesão vaginal e uma fístula consecutiva. A fístula é reparada através de uma mobilização extensa, de uma nova tração e da reconstrução do períneo. É necessária uma colostomia de proteção **(Schleef et al., 2012).** 99

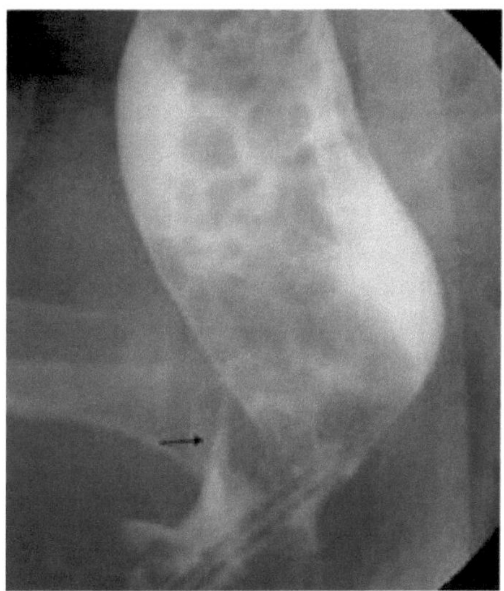

Figura (28): Fístula retovaginal numa rapariga com DH. O defeito foi reparado por um puxão de Soave através de uma colostomia de proteção **(Schleef et al., 2012).**99

Outra complicação intra-operatória importante é a torção do intestino durante a realização de um pull through. Se a anatomia não for clara, o intestino estiver dilatado ou a perfusão do intestino não estiver assegurada, é preferível uma laparoscopia durante o pull through. Na HD longa, com a necessidade de mobilização e dissecção do cólon transverso, uma abordagem laparoscópica combinada também é recomendada. Muitos problemas vasculares, causando complicações anastomóticas graves com deiscência e estenose, são devidos à mobilização insuficiente do mesentério e subsequente tração na anastomose e possível retração do neorreto. É necessária uma reoperação para resolver as complicações do estoma, mas o prolapso do estoma não pode ser evitado em todos os casos. A abertura do intestino pode levar a peritonite e a complicações sépticas graves. Uma boa alternativa é trazer o intestino através da incisão umbilical e efetuar a biopsia sob visão aberta. Em alguns casos, são efectuadas biópsias extramucosas segmentares sem abertura do lúmen. Um cirurgião laparoscópico experiente deve ter a capacidade de suturar o defeito em caso de abertura do intestino **(Schleef et al., 2012).99**

## Complicações pós-operatórias precoces

Podem ocorrer todas as complicações gerais após a cirurgia abdominal, tais como hematoma, infeção, hemorragia e oclusão intestinal pós-operatória. Parece ser menos frequente após cirurgia laparoscópica e transanal pull through.

## Hemorragia Hemorragia

O sangramento pós-operatório significativo após o reparo definitivo da doença de HD é raro. A coagulopatia pré-existente, a sepse e a hemostasia intra-operatória inadequada são fatores de risco potenciais. O hematoma no período pós-operatório precoce pode aumentar o risco de infeção e complicações anastomóticas. Com uma técnica cuidadosa, esta complicação pode ser evitada **(Pratap et al., 2007)**.100

**Infeção da ferida**

Por definição, as reparações cirúrgicas da doença de DH são classificadas como casos limpos-contaminados Os factores que contribuem para a incidência de infecções da ferida incluem uma preparação intestinal pré-operatória adequada, antibióticos perioperatórios, nutrição pré-operatória adequada, hemostase meticulosa, duração da operação e técnica cirúrgica estéril **(Sun et al., 2015).101**

**Fuga anastomótica, abcesso**

A incidência global é de <5%. Os mesmos factores que resultam na fuga estão também implicados no abcesso pélvico. A TAC é o procedimento de diagnóstico de eleição. O diagnóstico de abcessos pélvicos requer um elevado índice de suspeição e uma intervenção imediata subsequente para evitar uma maior morbilidade, incluindo a extensão da infeção, a sépsis sistémica e a necrose do segmento de passagem. Os tratamentos podem variar desde a drenagem percutânea até ao desvio do estômago **(Kouranloo et al., 2003)102.** A fuga anastomótica é a mais grave das complicações pós-operatórias precoces. Os factores que aumentam o risco de fuga incluem: tensão, isquemia, reparação inadequada, estado nutricional deficiente e outros problemas gerais de cicatrização de feridas (esteróides, etc.), aganglionose residual e obstrução distal. A síndrome de Down pode estar associada a um aumento da taxa de fuga **(Alghamdi et al., 2014)**.103

A manipulação rectal pós-operatória (temperatura, exame ou medicamentos) ou o exame no período pós-operatório precoce podem levar a problemas anastomóticos. A incidência de falha anastomótica varia de 1% a 10%. As fugas podem ser subclínicas, resultando na formação de estenose. Fugas anastomóticas maiores podem levar à formação de abcessos localizados ou fuga peritoneal livre e sépsis. As fugas mais graves podem exigir drenagem percutânea, exploração cirúrgica, desvio da colostomia proximal e eventual revisão da anastomose **(Anupama et al., 2007)**.104

**Retração do segmento de passagem**

A incidência de retração é <10%, ocorrendo normalmente no período pós-operatório precoce. Se houver suspeita de retração, o exame sob anestesia confirmará o diagnóstico. Se for mínima, pode tentar-se uma reparação transanal. A retração incompleta pode ser tratada com uma colostomia de desvio proximal e uma revisão tardia em vários meses. Em alguns casos, uma parte do intestino delgado pode deslizar sob o mesentério do cólon distal e causar a oclusão. Este problema pode ser resolvido com suturas, ancorando o neorrecto às estruturas da fáscia pré-sacral **(Ralls et al., 2012). 105**

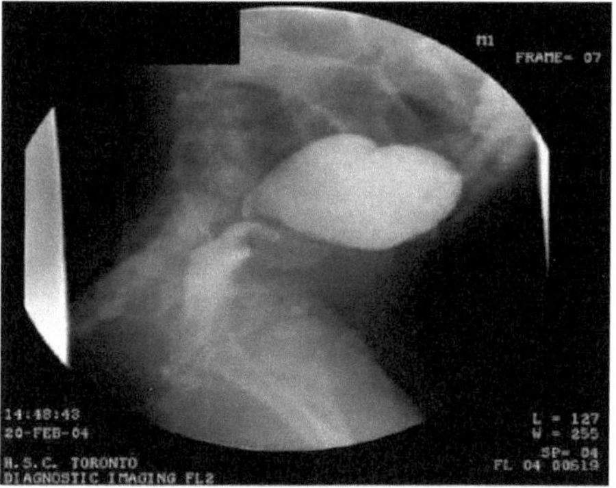


Figura (29): Enema pós-operatório precoce com contraste mostrando torção do intestino tracionado. O reconhecimento e a reparação precoces são geralmente possíveis **(Dasgupta e Langer, 2008).**106

## Escoriação perianal

No período pós-operatório imediato, 50% dos doentes apresentam sujidade fecal e diarreia não relacionada com a obstrução, que normalmente normaliza ao longo de vários meses, o que pode ser tratado com fibras para aumentar o volume das fezes e loperamida para abrandar o trânsito colónico. Durante esta transição, as crianças pequenas podem apresentar escoriação perianal grave **(Vult von et al., 2013).**72

A escoriação perianal pode ser observada em pelo menos um terço dos doentes em HD após a cirurgia, sendo mais frequente na HD longa após uma ressecção extensa do cólon e, especialmente, na ressecção total do cólon, sendo também difícil de tratar. A melhor forma de a tratar é através de cremes de barreira. A redução da quantidade de sais biliares através da colestiramina pode ser útil. Normalmente, este problema é auto-limitado, uma vez que o intestino está a adotar e a reabsorver cada vez mais líquidos e as fezes estão a adquirir uma consistência normal **(Chumpitazi et al., 2011).80**

Se as fezes continuarem a ser líquidas, deve suspeitar-se de enterocolite e tratá-la com lavagem intestinal e terapia antibiótica, incluindo uma descontaminação oral do intestino **(Friedmacher et al., 2013).73**

## Deiscência

A deiscência da ferida ocorre em <3% das crianças submetidas a reparação definitiva. A atenção à técnica, a hemostase adequada, a boa nutrição e a prevenção da isquémia, da tensão e da infeção podem prevenir a deiscência da ferida **(Jester et al., 2009).107**

**Complicações estomais**

As enterostomias, especialmente em crianças muito pequenas e sépticas com enterocolite e em más condições, podem ser um procedimento rápido e que salva vidas. No entanto, uma ileostomia pode ser a escolha mais segura para evitar um estoma num segmento aganglionótico. Deve ser sempre feita uma biopsia no local do estoma para histologia. Podem ocorrer problemas estomacais como retração, estenose, hérnia paraestomal, rutura da pele e prolapso. A prevenção de complicações estomais é um dos argumentos utilizados pelos defensores da reparação primária numa só fase **(Pini-Prato et al., 2010).77**

**Complicação pós-operatória tardia.**

Os problemas a longo prazo em crianças com doença de Hirschsprung incluem sintomas obstrutivos contínuos, incontinência e enterocolite, ou muitas vezes uma criança individual pode ter uma combinação de problemas. As crianças com estas complicações a longo prazo requerem uma abordagem multidisciplinar de cuidados coordenados com um gastroenterologista pediátrico, cirurgião pediátrico, nutricionista, psicólogo e o prestador de cuidados primários **(Holly et al., 2016).55**

**Complicação obstrutiva**

Muitas destas crianças têm sintomas pós-operatórios idênticos aos sintomas da apresentação inicial, como distensão abdominal, inchaço, vómitos ou obstipação. Nalguns casos, a criança tem uma boa resposta à cirurgia e depois apresenta sintomas obstrutivos.

**Prisão de ventre**

A obstipação é provavelmente a queixa mais comum após a cirurgia. As taxas reais de obstipação podem estar subestimadas, dado que muitos doentes são mantidos com amaciadores de fezes e/ou enemas. As taxas de obstipação entre os procedimentos de Swenson, Duhamel e Soave são aproximadamente equivalentes. No entanto, o procedimento de Rehbein apresentou uma taxa mais elevada de obstipação, necessitando de tratamento com dilatação do esfíncter, ressecção adicional ou esfincteromiectomia **(Chumpitazi et al, 2011). 80**

Um aumento da taxa de obstipação não é surpreendente após o procedimento de Rehbein, uma vez que existe um segmento agangliónico de 4-5 cm deixado in situ que pode tornar-se obstrutivo. A diminuição da taxa de insuficiência esfincteriana é equilibrada com o aumento da taxa de obstipação. A obstipação pode resultar de uma ressecção incompleta, acalasia do esfíncter, formação de estenose, fecaloma, intestino ganglionar neuropático, aganglionose proximal adquirida ou pode ser "funcional" **(Peng et al., 2015; Neuvonen et al., 2016)**. 108,109

A avaliação exaustiva da obstipação pós-operatória ligeira não é normalmente indicada. Para aqueles que não conseguem um regime intestinal, está indicada uma avaliação mais pormenorizada. Os estudos com contraste identificarão uma dilatação rectal pronunciada e uma estenose. Deve ser efectuada uma nova biopsia para verificar a presença de células ganglionares normais. Deve ser efectuada uma análise manométrica para excluir a acalásia do esfíncter ou outra dismotilidade. A obstipação pode ser causada por uma pressão anal de repouso elevada e por um peristaltismo rectal fraco, conforme observado na manometria anorrectal e nos estudos de trânsito intestinal com imagens de

o complexo do esfíncter anal **(Keshtgar et al., 2003)**.110

É de esperar que a obstipação melhore com o tempo, tendo-se verificado que 88% dos doentes tinham dificuldade em defecar nos primeiros cinco anos de pós-operatório. No entanto, estes sintomas melhoraram com um seguimento mais longo. Todos os doentes apresentavam uma evacuação satisfatória ao fim de 15 anos. Verificou-se que 33% sofriam de obstipação após a operação inicial, mas apenas 9% referiram obstipação persistente ao fim de uma média de 5 anos. Os doentes com trissomia 21 têm, alegadamente, uma função intestinal mais fraca (**Moore e Tshifularo, 2011)**.111

Os enemas são frequentemente necessários para controlar a obstipação ou a sujidade após a doença de Hirschsprung. Os enemas anterógrados através de cecostomia de botão ou apendicostomia são utilizados em doentes seleccionados **(Mugie et al., 2012)**.112

**- Estenose anastomótica**

A estenose anastomótica pode ocorrer devido a estenose do cuff rectal ou a uma fuga anastomótica, a um esporão agangliónico retido que pode encher-se de fezes e obstruir a passagem do intestino, ou a uma dobra no topo da anastomose. Os dois últimos complicam normalmente o procedimento de Duhamel.

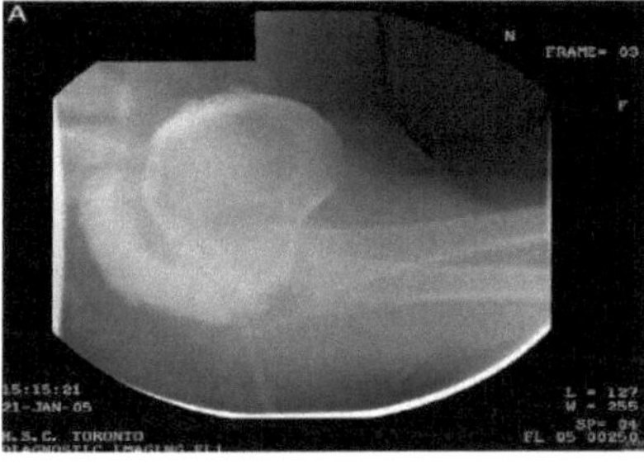


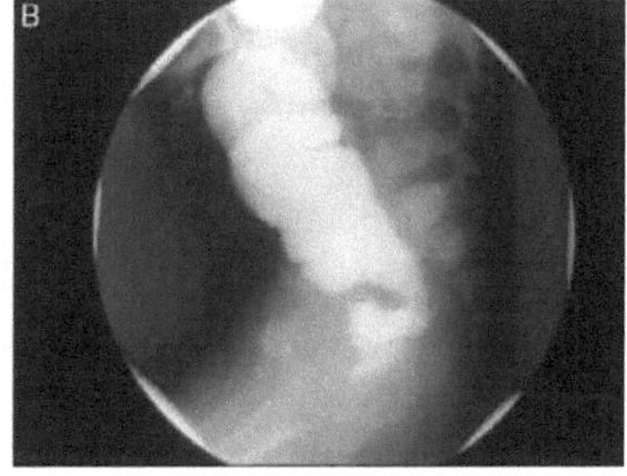


Figura (30): Complicações obstrutivas após o procedimento de Duhamel. A, Esporão aganglionar anterior. Devido ao facto de ser aganglionar, as fezes preenchem gradualmente o esporão e, por fim, causam obstrução devido à compressão direta do intestino traccionado. B, Torção na parte superior da anastomose agrafada lado a lado. (**Langer et al, 2013)**.113

Estas complicações podem ser identificadas através de uma combinação de exame rectal digital e enema com contraste. A estenose anastómica tem sido prevenida e/ou tratada com a dilatação anal diária em casa pelos pais, utilizando um dilatador anal ou uma manipulação digital. No entanto, especialmente em crianças mais velhas, pode causar problemas psicossociais. **Temple e colegas (2012)114 constataram** que a dilatação anal semanal no consultório do cirurgião é tão eficaz quanto as dilatações diárias. No entanto, muitos casos requerem a revisão do pull through. Os esporões de Duhamel podem ser ressecados a partir de cima ou geridos através da extensão da linha de agrafos a partir de baixo, com ou sem o auxílio de visualização laparoscópica **(Langer et al., 2003).4**

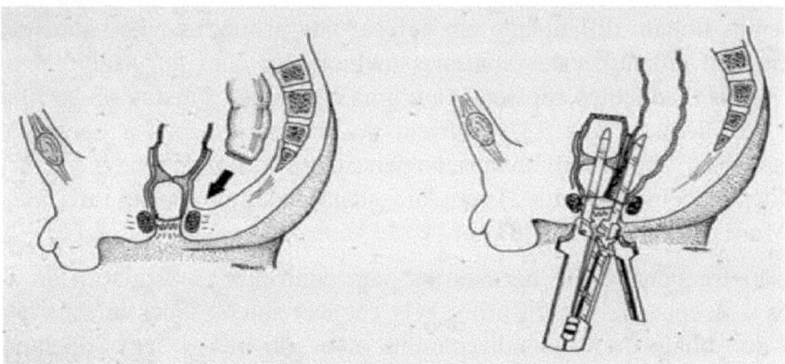

Figura (31): Revisão de um pull-through complicado por uma estenose. O procedimento de Duhamel é preferido para esta situação (Dasgupta e Langer, 2008).106

## Acalasia do esfíncter anal

O espasmo neurogénico persistente do esfíncter interno é caracterizado por obstipação e incontinência fecal. O cirurgião pediátrico administrará injecções de toxina botulínica (Botox) para a acalasia. **Basson e colegas (2014)115** descobriram que as injecções de Botox tinham uma taxa de sucesso de 36% (em 4 de 11 pacientes com doença de Hirschsprung) para a acalasia. Alternativamente, a acalasia do esfíncter anal pode ser tratada com óxido nitroso tópico ou miomectomia posterior. Ambas relaxam o esfíncter de forma irreversível. A vantagem do óxido nitroso é o facto de não provocar danos permanentes no esfíncter e, na maioria dos casos, os sintomas obstrutivos da acalásia do esfíncter interno tendem a desaparecer espontaneamente com o tempo, desaparecendo por volta dos 5 anos de idade. Em muitos casos, é necessária a injeção repetida de toxina botulínica ou a aplicação de pasta de nitroglicerina durante o período de espera pela resolução do problema. A toxina botulínica também pode ser utilizada como teste de diagnóstico **(Schleef et al., 2012).** 99

As injecções de toxina botulínica no esfíncter anal interno podem ser utilizadas para avaliar os potenciais benefícios da miectomia posterior **(Wester e Granstrom, 2015)**116, uma vez que o efeito da toxina é transitório, normalmente inferior a 6 meses **(Han-Geurts et al., 2014)117**.

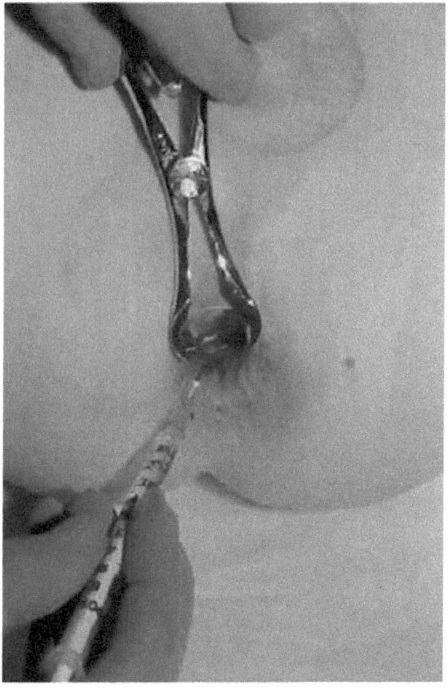

Figura (32): Injeção de toxina botulínica para o tratamento da acalásia do esfíncter interno. O procedimento é efectuado sob anestesia geral. São efectuadas múltiplas injecções no esfíncter circunferencialmente ao nível da linha dentada **(Schleef et al., 2012)99.**

## - Aganglionose persistente ou adquirida

Embora seja raro, algumas crianças podem ter aganglionose persistente. Esta pode ser causada por um erro do patologista ou por uma zona de transição atravessada e, nalguns casos, pode haver perda de células ganglionares após uma zona atravessada. É importante fazer uma biópsia rectal no intestino atravessado para determinar se o gânglio é normal. As áreas de aganglionose residual podem não ser detectadas na cirurgia inicial devido a áreas irregulares de intestino normal na zona de transição **(El- Sawaf et al., 2012)118.**

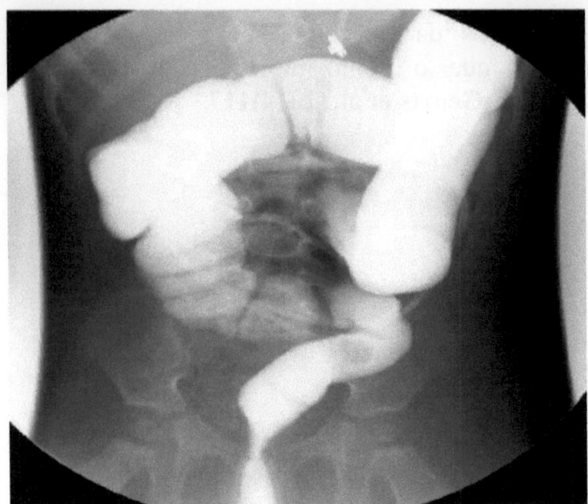

**Figura (33):** Estudo contrastado mostrando aganglionose residual **(Alberto et al., 2007)**119

Se a obstipação crónica se dever a uma aganglionose residual, pode ser necessário repetir a operação de passagem ou uma colostomia permanente. A obstipação causada por obstrução pode ser tratada com um controlo intestinal cuidadoso com fibras, hidratação oral adequada e laxantes. Para os doentes com obstipação grave, o procedimento de enema colónico anterógrado de Malone, que permite a irrigação do cólon a partir da junção ileocecal, teve uma taxa de sucesso de 100% em 10 doentes com doença de Hirschsprung e proporciona autonomia às crianças mais velhas **(Keckler et al., 2009)120.**

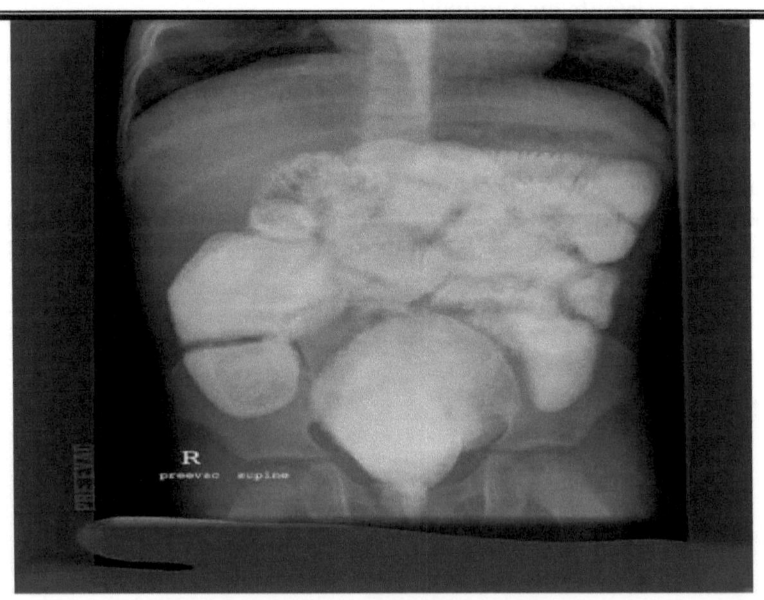

Figura (34): Enema com contraste numa criança de 10 anos com doença de Hirschsprung do cólon total em criança. O "ileo-rectum" está extremamente dilatado. Esta criança foi tratada com sucesso através da excisão cirúrgica do rectosigmóide agangliónico retido, sem revisão do pull-through **(Dasgupta e Langer, 2008)**106

## Fecaloma

É a presença de um grande bolo fecal no segmento anterior aganglionar do intestino. Em alternativa, a obstrução pode apenas permitir a passagem de material mais líquido sob a forma de diarreia. Geralmente está associada ao procedimento de Duhamel, como resultado do reservatório parcialmente funcional que foi criado cirurgicamente. A eliminação de bolsas/ divertículos aganglionares de extremidade cega diminuiu esta complicação **(Noviello et al., 2013)121**.

O advento dos procedimentos de Duhamel agrafados por laparoscopia pode potencialmente levar a esta complicação, a menos que sejam tomadas medidas para eliminar a bolsa cega. A patogénese da aganglionose adquirida permanece obscura. As etiologias incluem o comprometimento vascular do pull-through com subsequente isquemia neuronal, infeção viral com perda neuronal ou intestino proximal anormalmente inervado **(Nam et al., 2015)**124.

## Outra complicação obstrutiva

## Obstrução adesiva

A violação da cavidade peritoneal leva à formação de aderências intra-abdominais e à possibilidade de obstrução intestinal futura. Os factores que aumentam o risco de obstrução adesiva incluem: operação prévia, hemorragia, fuga, contaminação intra-operatória e deiscência. A incidência de obstrução intestinal pós-operatória varia entre 12,6%. A incidência diminui com os procedimentos assistidos por laparoscopia ou com os procedimentos endorrectais completos, e a maioria responde à descompressão intestinal. Num estudo, apenas 20% dos doentes diagnosticados com obstrução intestinal pós-operatória necessitaram de tratamento cirúrgico **(Fredriksson et al., 2016)**122.

## Hérnia interna

A incidência de hérnia interna na maioria das séries é < 2%. É importante fixar o mesentério do segmento tracionado no retroperitônio para evitar essa complicação. A intussusceção pós-operatória pode ocorrer após qualquer operação. Pacientes com HD não parecem ter risco aumentado. Se houver suspeita, a ultrassonografia é atualmente a modalidade diagnóstica de escolha. Outra causa rara de obstrução intestinal precoce é a torção do segmento tracionado. Quando grave, pode ocorrer comprometimento vascular seguido de deiscência anastomótica **(Ekenze et al., 2010)123**.

## Incontinência

A incontinência ou pseudo-incontinência podem ocorrer e são extremamente difíceis de curar. Uma condição difícil descrita após o Trans anal pull through é a incontinência, sendo conhecidas duas razões principais. A lesão do complexo esfincteriano pode dever-se à dilatação ou a uma lesão direta do esfíncter durante a preparação inicial da braçadeira muscular. Se a incisão não respeitar o plano natural entre a mucosa e o músculo, podem ocorrer danos nas estruturas do esfíncter. A utilização de uma injeção submucosa de soro fisiológico com ou sem adrenalina é muito útil para distinguir a mucosa da estrutura muscular subjacente. Esta dissecção pode ser muito difícil após biópsias prévias de espessura total e cicatrização. A incontinência devida a danos nos esfíncteres é extremamente difícil de tratar e pode tornar-se uma deficiência para toda a vida. A segunda condição que leva à incontinência é uma anastomose distal da linha dentada. Isto ocorre se a incisão circular inicial não for efectuada acima da linha dentada, mas para distal **(Vult von et al., 2013)72.**

A linha de incisão da mucosa para preparar o cuff da mucosa deve estar acima da linha dentada, terminando com anastomoses acima da linha dentada dentro do canal anal. A distância da linha dentada deve ser entre 0,5 cm em crianças pequenas e pelo menos 1 cm em crianças mais velhas. Uma anastomose entre a pele e a mucosa anal cria uma situação de incontinência permanente com fugas contínuas e perda descontrolada de líquidos e fezes. Esta sujidade é extremamente perturbadora para o doente. Em alguns casos, estes doentes podem necessitar de um desvio intestinal ou de uma abordagem ACE **(Levitt et al., 2012)125.**

Noutros casos, a sujidade e a pseudo-incontinência devem-se à obstipação crónica e são um fenómeno secundário. A sensação anal anormal resulta de aganglionose residual ou como sequela de cirurgia, quando o esfíncter anal é lesionado durante a cirurgia ou secundária a obstipação com incontinência por extravasamento. O intestino contém grandes massas de fezes e fecalomas contornados por componentes líquidos das fezes. Este fenómeno é designado por "incontinência por extravasamento" **(Hayes et al., 2012)74.**

A sujidade fecal pode ter um efeito psicossocial significativo nas crianças com doença de Hirschsprung, causando embaraço e isolamento social. A sujidade tende a melhorar com o tempo; no entanto, esta é uma preocupação pós-operatória em algum grau para mais de 50% dos doentes durante a infância. As crianças que não conseguem controlar as perdas fecais são propensas à rejeição social. Os pais devem ser aconselhados a evitar um treino rigoroso para ir à casa de banho e a compreender que as perdas de urina não são um comportamento desviante por parte da criança. O carinho dos pais foi o fator mais forte de previsão de resultados psicossociais em adolescentes com doença de Hirschsprung. Um ambiente familiar de apoio para crianças com doença de Hirschsprung ajudará a superar problemas emocionais a longo prazo **(Hayes et al., 2012)74.**

## Enterocolite

A enterocolite é a causa mais comum de morte em crianças com doença de Hirschsprung e pode ocorrer no pós-operatório mesmo em pacientes que não a tinham no pré-operatório, o cirurgião deve educar a família sobre o risco desta complicação e pedir o regresso precoce ao hospital se a criança apresentar quaisquer sintomas **(Frykman e Short, 2012**)66.

O reconhecimento precoce da enterocolite e o tratamento imediato são importantes para um bom resultado. A descompressão rectal e as irrigações continuam a ser recomendadas na ausência de sinais de necrose ou peritonite. A ressuscitação agressiva com fluidos, o repouso intestinal e a administração de antibióticos de largo espetro são administrados, e a ressecção com desvio é necessária se ocorrer peritonite ou agravamento clínico **(Demehri et al., 2013)126**.

**Um estudo implicou a presença de displasia neuronal intestinal como um fator de risco para o desenvolvimento de enterocolite pós-operatória. A mucina anormal, particularmente a MUC-2, também tem sido implicada no aumento da suscetibilidade à enterocolite causada pela diminuição da barreira intestinal (Cheung, 2010)127**.

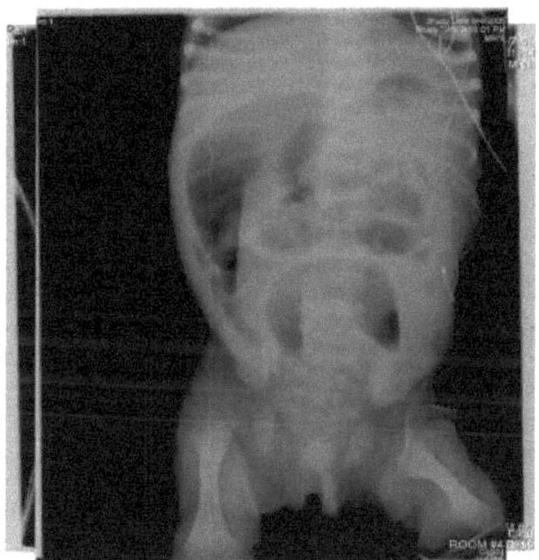

Figura (35): a A radiografia anteroposterior demonstra os achados clássicos de enterocolite 31 b A radiografia lateral demonstra níveis significativos de ar-fluido num doente com enterocolite.

As crianças com doença de Hirschsprung do cólon total correm um risco particular de enterocolite contínua, e as que foram submetidas a um procedimento de bolsa do cólon, como uma reconstrução de Martin ou Kimura, correm um risco ainda maior. Nestas crianças, o cólon agangliónico retido tende a dilatar-se com o tempo e a atuar como uma fonte de crescimento bacteriano excessivo. A melhor abordagem para estas crianças é respeitar a bolsa do cólon, o que muitas vezes pode ser feito sem rever o pull- through **(Lane e Sugarman, 2010)128.**

Os doentes com trissomia 21 podem ter um risco mais elevado de AEAC, o que parece estar relacionado com a imunodeficiência humoral e celular **(Friedmacher e Puri, 2013)**73.

Num estudo, quase 45% dos bebés com trissomia 21 desenvolveram AEAC **(Chia et al., 2016)129**.

A análise multicêntrica comparou a abordagem endorrectal primária com uma abordagem em duas fases e observou uma tendência para uma maior incidência de enterocolite no grupo da abordagem endorrectal primária (42%) em comparação com o grupo com uma abordagem em duas fases (22%) **(Teitelbaum et al., 2000)**98.

**Abordagens para o tratamento de doentes com enterocolite recorrente pós-abertura do frasco**

**Abordagens médicas**

O tratamento da enterocolite pós-operatória é largamente sintomático e envolve repouso intestinal com drenagem nasogástrica, fluidos intravenosos, antibióticos de largo espetro e descompressão do reto e do cólon através da utilização de estimulação e irrigações rectais. O cromoglicato de sódio, um estabilizador de mastócitos, é uma modalidade de tratamento eficaz para os doentes com CEEA crónica ou recorrente. Embora o cromoglicato de sódio seja utilizado para tratar doentes com AEAC em alguns centros **(Semin, 2012)95.**

**Abordagens cirúrgicas**

- **Terapia com toxina botulínica**

Em suma, a injeção de botox intra-esfincteriano para o tratamento da enterocolite aguda recorrente parece ser segura e pode ser utilizada para múltiplas injecções se os sintomas se repetirem. Este tratamento reduz o número de hospitalizações por enterocolite e pode ser eficaz na melhoria dos sintomas em alguns doentes; no entanto, é difícil prever quais os doentes que irão responder. Alguns autores sugeriram que a melhoria dos sintomas após a injeção de botox prevê uma resposta favorável à miectomia/miotomia, enquanto outros relataram dados que contradizem esta relação **(Rossi et al., 2014)130.**

- **Esfincterotomia interna**

Utilização da esfincterotomia interna lateral como tratamento para a AEAC recorrente devido a acalasia do esfíncter interno **(Rossi et al, 2014)130.**

**- Miotomia/miectomia posterior**

A vantagem do procedimento de miotomia/ miectomia posterior transanal é o facto de ser significativamente menos invasivo do que uma nova operação de pull-through. No caso de a miectomia posterior não ser bem-sucedida no alívio da enterocolite, tal não impede a realização de uma nova operação de pullthrough **(Rossi et al., 2014)130.**

## HAEC refratário

Para os pacientes com AEH refratários ao tratamento médico e à intervenção cirúrgica adequada, o último recurso é o desvio com ileostomia ou colostomia. Felizmente, isto é necessário apenas num pequeno subconjunto de doentes com AEH, muitas vezes com atraso de desenvolvimento concomitante, como a Trissomia 21 ou a síndrome de Bardet-Biedl. Embora o desvio completo seja bem sucedido no tratamento da HAEC na maioria destes doentes refractários, foi relatado que alguns doentes continuam a ter HAEC mesmo após o desvio **(El- Sawaf et al., 2012)118.**

A incidência de enterocolite está diretamente correlacionada com a mortalidade. Várias séries observaram que aproximadamente 50% das mortes estão diretamente relacionadas com um episódio de enterocolite **(Gosain, 2016)59.**

## Outras complicações pós-operatórias tardias

### Excoriação perianal

Isto é muito comum após a reparação definitiva e a remoção do estoma, mas normalmente resolve-se em 2-3 meses. **Nouira e seus colaboradores** relataram esta complicação em 23% das crianças após a reparação. A utilização de cremes de barreira a partir do primeiro dia de pós-operatório pode ajudar a limitar a gravidade deste problema. Com a resolução da diarreia pós-operatória, a pele perianal irá cicatrizar (131).

É de esperar que a incidência desta complicação diminua com a tendência para a reparação primária neonatal. Os cuidados coordenados com um terapeuta estomatológico podem ser bastante valiosos na prevenção ou tratamento da escoriação perianal **(131,132).**

### Disfunção miccional e sexual

A etiologia da disfunção miccional é multifatorial e inclui lesões nos nervos esplâncnicos pélvicos, nos nervos hipogástricos ou no plexo nervoso pélvico. A desnervação parassimpática dos nervos esplâncnicos pélvicos leva a uma bexiga flácida, enquanto a desnervação simpática dos nervos hipogástricos pode resultar em perda de complacência da bexiga e incompetência do colo vesical e da uretra posterior **(Engum e Grosfeld, 2004)133.**

Os dados para procedimentos individuais são os seguintes: Rehbein 5,4%, Swenson 10,4%, Soave 15,3%, e Duhamel 14,3% **(Langer et al., 2003; Elhalaby et al., 2004)**.2,4

Os doentes com queixas urinárias pós-operatórias devem ser avaliados, geralmente inicialmente com ecografia e cistouretrografia miccional. Podem ser necessários estudos urodinâmicos. A disfunção miccional a longo prazo é rara **(Ateş et al., 2007)134**.

A disfunção sexual no seguimento a longo prazo foi registada em 9% após a operação de Duhamel e em 10% após a operação de Swenson, com uma incidência significativamente menor de disfunção sexual e de perturbação da micção após a operação de Soave. As principais dificuldades sexuais identificadas nas mulheres foram a dispareunia e a infertilidade primária. Os pacientes do sexo masculino sofrem de erecções deficientes, baixa contagem de espermatozóides ou problemas psicossexuais. Estudos anteriores acompanharam homens com um procedimento prévio de Swenson e que tinham passado pela puberdade e verificaram que nenhum tinha desenvolvido impotência **(Ammar e Ibrahim, 2011)135**.

A incidência de disfunção ejaculatória foi considerada baixa em pacientes em HD após o procedimento de Swenson **(Moretti et al., 2014)136**.

À semelhança dos dados relativos à disfunção urinária, a avaliação global das complicações demonstrou uma incidência significativamente menor de disfunção sexual e de perturbação da micção após o procedimento de Soave, quando comparado com os procedimentos de Duhamel e Swenson **(Levitt et al., 2013)**97

**Acompanhamento a longo prazo.**

Os resultados a longo prazo mostram que muitos outros problemas que não estão diretamente relacionados com as armadilhas cirúrgicas (enterocolite, obstipação, sujidade) diminuem normalmente e, em alguns casos, desaparecem, uma vez que o doente está a envelhecer. O cirurgião que está a lidar com doentes com DH deve ser capaz de lidar também com todas estas opções de tratamento conservador. Os doentes devem ser controlados e seguidos mesmo quando são adolescentes. A transição destes doentes para médicos adultos é por vezes muito difícil devido ao fraco conhecimento da doença por parte dos cirurgiões gerais e gastroenterologistas adultos **(Rintala & Pakarinen, 2012)137.**

## Pacientes e métodos:

Este foi um estudo aleatório, não controlado e não combinado, aprovado pelo comité de ética da faculdade de medicina da Universidade Al-Azhar, no período entre 2013 e 2016. O estudo foi realizado em 30 casos com complicações pós-operatórias tardias de HD.

**Procedimento do estudo:**

Numa primeira fase, foi aplicada uma abordagem conservadora com recurso a medicamentos. Se não houvesse resposta, eram aplicados procedimentos minimamente invasivos e, se estes falhassem, a única solução era uma nova cirurgia.

**Critérios de inclusão:**

* Este estudo não foi relacionado com o sexo, uma vez que não existem diferenças na gestão ou na resposta entre machos e fêmeas, no entanto, os machos eram mais numerosos, uma vez que o rácio é de 4:1 no que diz respeito a machos e fêmeas.

* A idade dos doentes durante o período do estudo não deve ser superior a 18 anos.

* Só foram tratadas as complicações pós-operatórias que ocorreram um mês após a operação.

* O tratamento foi efectuado nos hospitais universitários de Al-Azhar, mas a operação inicial foi realizada no nosso hospital ou fora dele.

**Critérios de exclusão:**

* Se os pacientes excederem a idade de 18 anos na altura do estudo.

* Foram excluídas as complicações pré-operatórias, intra-operatórias e pós-operatórias imediatas.

* Os doentes que desenvolveram obstipação funcional após a operação foram excluídos.

**Intervenção cirúrgica**

**Preparação pré-operatória:**

Após radiologia abdominal simples, foram efectuadas lavagens em intervalos de 4-6 horas até a criança estar descomprimida e estável. Foi feita uma biopsia rectal por sucção para estabelecer o diagnóstico. Na maioria dos casos, foi efectuado um clister de bário para determinar a extensão da aganglionose. As lavagens eram então retomadas e a operação marcada para a lista seguinte. Durante este período, a criança foi mantida em jejum e foi iniciada uma nutrição parentérica total para fornecer alimentos e líquidos. Os antibióticos foram iniciados 4 horas antes da operação.

**Técnica operatória**:

É efectuada uma lavagem final com 1 mg/ml de ampicilina na sala de anestesia, seguida de uma dilatação anal suave com um dilatador de 12 Hegar. Insere-se um retractor anal de 12 mm e, utilizando uma agulha de calibre 27, injeta-se azul de metileno (0,1 ml) posteriormente na submucosa a um nível 1 cm acima da linha pectinada. Coloca-se uma pequena compressa de gaze embebida em Betadine no canal anal. É inserido um cateter urinário de silastic n.º 8 e, após a preparação de rotina da pele, o bebé é coberto com quatro campos esterilizados para cobrir completamente a metade inferior do corpo. Isto permite o acesso direto ao abdómen e à zona anal.

O abdómen é aberto através de uma incisão suprapúbica transversal que pode ser prolongada para cima em direção ao quadrante superior esquerdo. O cólon é retirado e o intestino delgado é embalado. A artéria hemorroidária superior não é dividida. As arcadas vasculares são variáveis e é necessário ter o cuidado de assegurar um fornecimento adequado de sangue através dos vasos neonatais, por vezes pequenos. A dissecção submucosa é iniciada a um nível de 2-3 cm acima da reflexão peritoneal: muito mais alto do que isto significa dissecção desnecessária, muito mais baixo e o manguito muscular pode ser difícil de controlar e rasga-se ou tende a rolar para a pélvis. São colocadas duas suturas de colchão de Vicryl 4/0 à direita e à esquerda da linha média posterior, de modo a permitir a tração posterior do manguito muscular. Um laço de seda na parte superior do manguito mucoso ajuda na tração e minimiza a contaminação posterior por fluidos da dissecção perineal.

O plano submucoso pode ser facilmente dissecado no recém-nascido e levado até ao ponto em que o azul de metileno indica que foi atingido o nível correto. A manobra de varrimento é efectuada para dentro, contra a mucosa, e não para fora, contra o músculo. Deste modo, minimiza-se o estiramento das estruturas pélvicas adjacentes. A hemorragia pode ser reduzida através de um ligeiro posicionamento de cabeça para baixo, da colocação de um clipe de bulldog na artéria hemorroidária superior, da diatermia dos vasos perfurantes maiores e, se necessário, de curtos intervalos de tamponamento. Utiliza-se um retractor pélvico neonatal de 12 mm para manter a bexiga à frente juntamente com o cuff anterior. O objetivo é visualizar sempre o ponto de dissecção. Uma vez terminada a dissecção, uma tração suave das suturas puxa o cuff para fora da pélvis e expõe as fibras circulares, que são divididas na linha média posterior utilizando uma diatermia de ponta de agulha isolada, cuja ponta está exposta e foi dobrada a 90°. Se a ponta for mantida limpa, uma corrente de coagulação suave é suficiente para dividir as fibras musculares circulares. Isto garante que o intestino não fica apertado quando é puxado. A ferida é coberta com um saco húmido e a atenção é transferida para a dissecção anal.

As pernas da criança são agora levantadas para cima e a zona anal é mostrada. Após a remoção da compressa embebida em Betadine e a lavagem completa do lúmen anorrectal, o retractor anal de 12 mm é inserido e quatro suturas Vicryl 3/0 são colocadas na linha pectinada nos quatro quadrantes. O retractor é retirado e estas suturas de tração são então passadas sobre um anel anal que everte e mostra o canal anal. O retractor anal é novamente reposicionado de modo a mostrar a parede anal posterior. A dissecção da mucosa é iniciada na parte superior das válvulas anais (cerca de 3 mm acima da linha pectinada) com a diatermia de ponta de agulha isolada. O retractor anal é rodado gradualmente de modo a completar esta incisão circunferencialmente.

A mucosa é então segurada com a pinça DeBakey e, através de uma dissecção suave e afiada combinada com pledgets, a mucosa é dissecada do músculo circular subjacente. Por vezes, este plano não é fácil de definir, especialmente na parte anterior. Por conseguinte, a dissecção inicial é mais segura se for efectuada posteriormente até se estabelecer a comunicação com o plano de dissecção a partir de cima. Idealmente, isto deve exigir pouca ou nenhuma dissecção, mas a técnica permite, se necessário, que a dissecção prossiga proximalmente durante vários centímetros. Nesta última situação, é colocada uma sutura em bolsa na mucosa e o retractor anal é retirado. Posteriormente, pode ser feita tração sobre esta sutura e o músculo pode ser retirado da submucosa. Se isto se revelar difícil ou se houver incerteza quanto ao facto de a dissecção estar no plano correto, o assistente pode continuar a dissecção da submucosa a partir de cima.

Uma vez libertado o intestino, este pode ser puxado e é colocada uma sutura em bolsa na mucosa (se ainda não tiver sido aplicada); a extremidade é mantida longa e é-lhe colocado um clipe. O intestino pode então ser retraído para o abdómen, deixando assim a zona anal livre. Nesta fase, a mucosa e a zona do cuff devem ser inspeccionadas para garantir que não há retenção de mucosa.

O retractor anal é novamente inserido e a incisão inicial é aprofundada mais 2 mm através de um corte no músculo circular. Utiliza-se novamente a diatermia de ponta de agulha isolada. À medida que cada quadrante é dissecado, é introduzida uma sutura Vicryl 4/0 numa agulha cónica e são colocadas duas suturas entre elas. A sutura passa da superfície da mucosa através da camada muscular. As agulhas são deixadas presas e a sutura é mantida no anel anal. O retractor anal é agora passado mais profundamente, de modo a que as fibras musculares circulares do restante cuff sejam divididas com a diatermia de ponta de agulha a uma profundidade suficiente para garantir que a camada circular seja rompida e não possa mais tarde contrair-se e constranger o intestino de passagem. É importante não aprofundar demasiado esta dissecção, uma vez que os nervos pélvicos estão a passar à volta do intestino neste ponto. Esta divisão do manguito muscular circular deve juntar-se à dissecção semelhante de cima.

A mucosa aganglionar, seguida do intestino normalmente ganglionar, pode agora ser gentilmente passada através da pélvis, segurando as suturas de fixação no manguito muscular de modo a evitar que role para dentro da pélvis. É necessário prestar uma atenção especial aos vasos da arcada para garantir que permanecem perto da linha média posterior e não são apertados ou torcidos. O intestino deve ter uma cor normal. Qualquer escurecimento exige a retirada para o abdómen, seguida de uma avaliação mais aprofundada de qualquer banda apertada, cuff enrolado ou outra obstrução na pélvis.

Com o intestino normalmente ganglionado em posição sem tensão, o intestino agangliónico pode ser ressecado e a anastomose iniciada utilizando as suturas já colocadas. As suturas são colocadas numa sequência de redução para metade, assegurando que cada uma está igualmente distante e, ao não as atar até que todas estejam colocadas, a anastomose pode ser mantida uniforme e evita-se a formação de feixes de tecido. Um dreno duplo de silastic macio (tipo de junção n.º 10, Dow Coming) é inserido através da anastomose e suturado à pele anal com nylon 3/0. A ferida abdominal é então exposta e o cuff muscular é suturado ao cólon adjacente. A pélvis é lavada com uma solução de ampicilina 1 mg/ml e os pacotes são retirados.

A ferida é fechada em camadas com Vicryl 4/0 e Prolene 4/0 subcuticular.

**Cuidados pós-operatórios:**

O cateter urinário é removido no dia 3 e o dreno de silastic transanastomótico no dia 5. A nutrição é mantida com alimentação parentérica e a ingestão oral é iniciada no dia 4. Os antibióticos são mantidos durante 5 dias no pós-operatório. Se houver febres inexplicáveis ou vermelhidão da ferida, adiciona-se flucoxacilina. As dilatações anais não são efectuadas por rotina nos primeiros 3 meses e não foram consideradas necessárias. No entanto, podem ser deixadas suturas longas no local para que, caso haja sinais de obstrução e se justifique a calibração com dilatação, haja uma identificação clara da posição do lúmen.

Uma vez estabelecida a alimentação oral completa, a criança pode ter alta do hospital, normalmente no $6^{th}$ ou $7^{th}$ dia pós-operatório.

Três meses após a cirurgia, a anastomose anal é calibrada e os pais são ensinados a efetuar um exame digital. Estes exames não são efectuados por rotina, sendo reservados para situações em que haja distensão, fezes soltas ou ausência de defecação durante 48 horas.

***Quaisquer complicações tardias foram documentadas e tratadas de acordo com as situações clínicas.***

**Refazer a extração**

Todos os procedimentos de refazer foram realizados na presença de um cirurgião sénior. O protocolo de investigação para os doentes com doença de Hirschsprung em mau estado (obstrutiva ou incontinente) consistiu sempre num enema com contraste e numa inspeção sob anestesia com biópsia.

O tempo a esperar pelo tratamento conservador antes de decidir efetuar uma nova cirurgia dependia da indicação para a nova cirurgia. A técnica cirúrgica utilizada num procedimento TERPT foi efectuada como por **Dickie et al. (2014)**. O procedimento cirúrgico é realizado em posição prona com a colocação de pinos de estrela solitária logo acima da linha dentada. De seguida, é feita uma incisão circular 1-2 cm acima da linha dentada e o plano de dissecção de espessura total é encontrado com um consequente pull-through de espessura total. Qualquer eventual manga muscular (no caso de um procedimento Soave anterior) ou bolsa de Duhamel é removida. Uma vez que foi efectuada uma nova Soave, nesse caso a manga muscular (que não estava a obstruir) foi apenas cortada adicionalmente a todo o comprimento. Se necessário, é efectuada uma laparoscopia ou laparotomia adicional para a imobilização do cólon proximal (próximo da flexura esplénica). Durante a cirurgia foram efectuadas biopsias para verificar a presença de células ganglionares ou aganglionose e fibras nervosas patológicas. A amostra final foi sempre enviada para patologia para diagnóstico definitivo.

**Métodos estatísticos:**

A estatística neste estudo foi efectuada através da computação utilizando o software Epi Info versão 6.04, um programa de processamento de texto, base de dados e estatística **(OMS, 2004).** As variáveis categóricas foram apresentadas como frequência relativa e distribuição percentual, enquanto os dados quantitativos foram apresentados como média e desvio padrão como medidas de tendência central e dispersão, respetivamente.

# Resultados

Este estudo incluiu 30 doentes com doença de Hirschsprung. Todos estes doentes foram submetidos a colostomia funcional antes da operação pull-through para a doença de Hirschsprung, e os seus dados foram recolhidos através da verificação dos seus processos, centrando-se nos seguintes pontos: anamnese, exame radiológico, biopsia rectal, manifestações clínicas, tratamento cirúrgico e seguimento pós-operatório.

O estudo foi efectuado nos hospitais universitários El Hussin e Damitta, Al azhar (Departamento de cirurgia pediátrica).

Os resultados do nosso estudo são apresentados nos quadros e figuras seguintes.

Tabela (3): Distribuição por sexo das crianças estudadas

| | | N | % |
|---|---|---|---|
| Sexo | Masculino | 24 | 80.0 |
| | Feminino | 6 | 20.0 |
| | Total | 30 | 100.0 |

O presente estudo incluiu 30 crianças, 24 das quais (80,0%) eram do sexo masculino e 6 eram do sexo feminino (20,0%), com um rácio de 4: 1 entre homens e mulheres

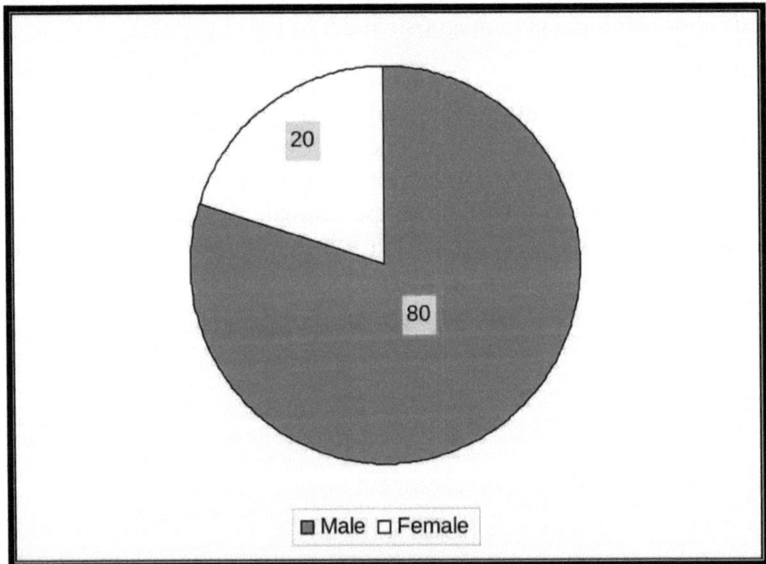


Figura (36): Distribuição por sexo das crianças estudadas

No nosso estudo, a idade variou de 20 dias a 144 meses; a média de idade do grupo estudado foi de 41,45±39,18 meses. Uma criança (3,3%) tinha menos de

1 mês de idade; 9 crianças (30,0%) tinham até 1 ano de idade; 10 crianças (33,3%) tinham de 1 a 3 anos de idade e 10 crianças (33,3%) tinham mais de 3 anos de idade.

Tabela (4): Distribuição etária das crianças estudadas

| | | Sexo | | | | Total | |
|---|---|---|---|---|---|---|---|
| | | Homem (24) | | Feminino (6) | | | |
| | | n | % | n | % | n | % |
| Faixa etária | Neonato (<4semanas) | 1 | 4.2% | 0 | .0% | 1 | 3.3% |
| | Bebés (até 1 ano) | 8 | 33.3% | 1 | 16.7% | 9 | 30.0% |
| | Crianças pequenas (1-3 anos) | 7 | 29.2% | 3 | 50.0% | 10 | 33.3% |
| | Mais de 3 anos | 8 | 33.3% | 2 | 33.3% | 10 | 33.3% |
| **média±SD; Mín. - Máx. (meses)** | | 41.45±39.18; 0.67-144 | | | | | |
| Estatísticas | | X2=1,31, p = 0,72(ns) | | | | | |

As apresentações clínicas iniciais mais comuns foram a obstipação e a distensão abdominal em todas as crianças estudadas, depois o atraso na passagem do mecónio em 27 crianças (80,0%), os vómitos em 10 crianças (33,3%), a enterocolite em 8 crianças (26,7%) e a sujidade fecal em 2 crianças (6,7%).

**Tabela (5): Apresentações clínicas iniciais do grupo estudado**

| **Apresentações clínicas** | **[*n* (%)]** |
|---|---|
| Atraso na passagem do mecónio > 48h | 27(80%) |
| Prisão de ventre | 30(100%) |
| Distensão abdominal | 30(100%) |
| Enterocolite | 8(26.7%) |
| Vómitos | 10(33.3%) |
| Sujidade fecal | 2(6.7%) |

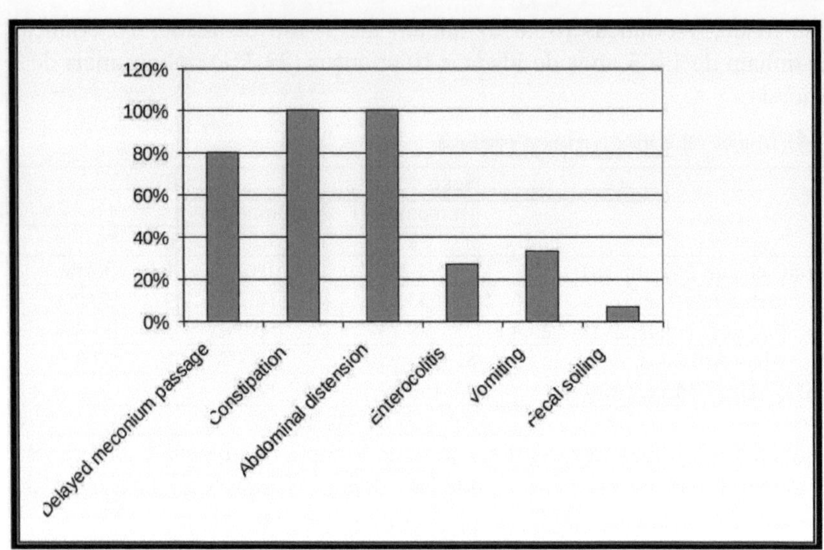


**Figura (37): Apresentações clínicas iniciais do grupo estudado**

*Relativamente* ao procedimento cirúrgico nas crianças estudadas, o mais comum foi o de Soave, realizado em 15 crianças (50,0%), seguido do pull through trans-anal-endotrectal em 6 crianças (20,0%), da miomectomia em 5 crianças (16,7%), do LAEPT em 2 crianças (6,7%) e de cada um dos TAAPT e Swenson numa criança (3,3%).

Tabela (7): Procedimento cirúrgico nas crianças estudadas

| | n | % |
|---|---|---|
| Soave | 15 | 50.0% |
| Trans anal endo-rectal pull through | 6 | 20.0% |
| Miomectomia | 5 | 16.7% |
| LAEPT | 2 | 6.7% |
| TAAPT | 1 | 3.3% |
| Swenson | 1 | 3.3% |

As complicações pós-operatórias tardias foram definidas como aquelas que ocorreram após 30 dias da operação de pull through para a doença de Hirschsprung. Estas complicações apresentaram-se sob a forma de obstipação em 8 crianças (26,7%), estenose anastómica em 6 crianças (20,0%), enterocolite, incontinência fecal e aumento da frequência das fezes, cada uma em 4 crianças (13,3%), prolapso rectal em 3 crianças (10,0%) e fístula fecal em 2 crianças (6,7%).

**Tabela (8): as** complicações pós-operatórias tardias no grupo estudado

| **Complicações** | *[n (%)]* |
|---|---|
| **Prisão de ventre** | 8(26.7%) |

| Estenose anastomótica | 6(20%) |
|---|---|
| Enerocolite | 4(13.3%) |
| Incontinência fecal | 4(13.3%) |
| Aumento da frequência das fezes | (13.3%) |
| Prolapso rectal | 3(10%) |
| Fístula fecal | 2(6.7%) |

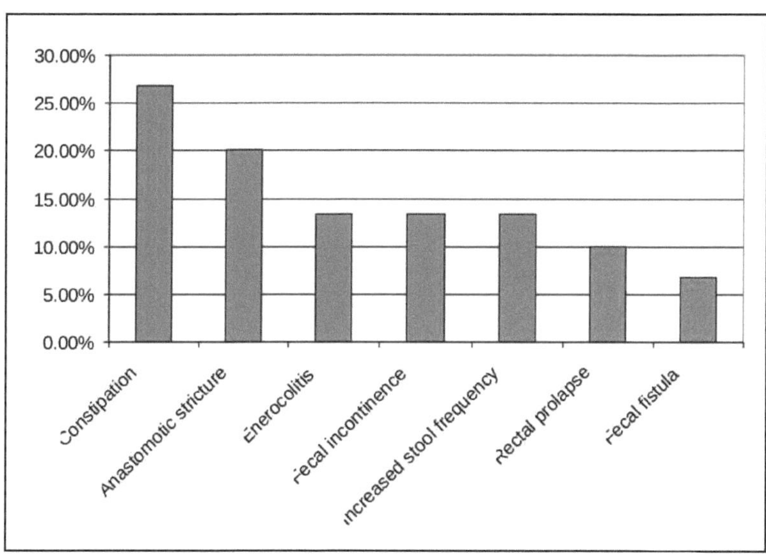


**Figura (38):** as complicações pós-operatórias tardias no grupo estudado

Relativamente ao tratamento antes da nova operação, 14 crianças (46,7%) foram submetidas a dilatação anal, 12 (40,0%) a controlo intestinal e 4 crianças (13,3%) a tratamento médico.

Quadro (9): tratamento antes das operações de refazer

| | n | % |
|---|---|---|
| Dilatação anal | 14 | 46.7 |
| Gestão do intestino | 12 | 40.0 |
| Tratamento médico | 4 | 13.3 |
| Total | 30 | 100.0 |

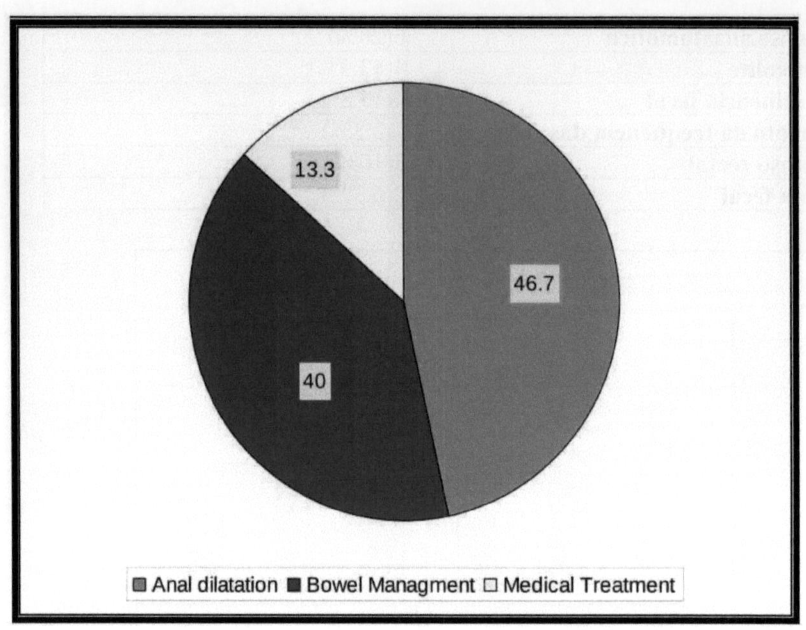


Figura (39): tratamento antes de refazer nas crianças estudadas

No que diz respeito aos procedimentos de reoperação, estes foram efectuados sob a forma de Soave em 6 crianças (20,0%); estrituroplastia em 2 crianças (6,7%), Duhamel numa criança (3,3%); Swenson em 3 crianças (10,0%), anastomose de ressecção em 3 crianças (10,0%) e cada um dos procedimentos de pull through transanal e miomectomia, cada um numa criança (3,3%).

**Tabela (10): Procedimentos de retoque no grupo estudado**

| **Refazer procedimentos de passagem** | [N (%)] |
|---|---|
| Soave | 6(20%) |
| Estricturoplastia | 2(6.7%) |
| Duhamel | 1(3.3%)* |
| Swenson | 3(10%) ** |
| Trans anal pull through | 1 (3.3%) |
| Miomectomia | 1 (3.3%) |
| Anastmose de ressecção | 3(10%) |

*como aseconde redo pull through

**um como primeiro, dois como segundo refazer puxar através

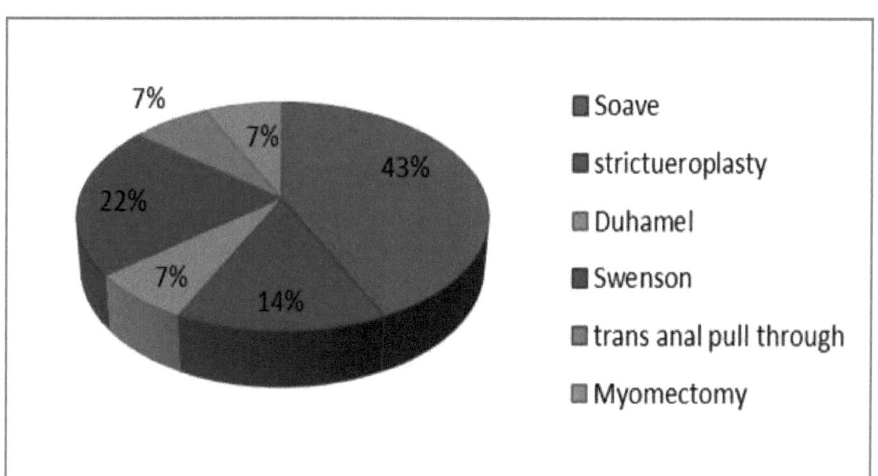


**Figura (40): Procedimentos de refazer o pull-through no grupo estudado**

Sete doentes sofreram de obstipação por diversas causas durante o período de acompanhamento; quatro casos apresentavam estenose na linha de sutura (dois devido à torção do cólon no local da reparação, levando a isquemia, dois devido ao desenvolvimento de um segmento estenótico no local da reparação, um devido a mucosa redundante no local da anastomose), responderam parcialmente a dilatações frequentes, pelo que foi necessário refazer a operação de pull through. Num caso, foi necessário refazer a operação para excisar um maior comprimento do cólon, uma vez que as biópsias do cólon revelaram um segmento do cólon proximal aganglionar. Dois casos desenvolveram uma manobra de retenção de fezes e foram tratados com uma dieta rica em fibras, laxantes, clisteres e treino na casa de banho.

Através do exame rectal realizado com o dedo mindinho, seis doentes necessitaram de dilatações repetidas devido a estenose anastomótica, dois casos melhoraram e quatro casos necessitaram de refazer a operação de pull through.

Quatro doentes desenvolveram incontinência fecal; inicialmente, conseguiram lidar com o treino da sanita, mas apenas dois deles necessitaram do programa anterógrado Malone para recuperação.

Quatro pacientes foram readmitidos por enterocolite cinco semanas, dois meses, quatro meses e seis meses após a operação. Para além do tratamento médico, apenas um doente necessitou de lavagem pélvica.

Quatro casos adquiriram defecações frequentes (4-10 vezes por dia), que melhoraram espontaneamente com o tempo.

Três bebés apresentavam prolapso do cólon traccionado e necessitaram de ressecção do segmento prolapsado.

Dois bebés (uma menina de 18 meses e um menino de 2 anos) desenvolveram fístula, um mês após a operação inicial de soave. Ambos foram diagnosticados por lopeograma distal e recuperaram após uma nova operação de soave pullthrough.

Dos trinta casos estudados, 16 casos melhoraram com tratamentos médicos e conservadores. 14 casos necessitaram de refazer o pull through para superar a complicação após o fracasso do tratamento médico, além disso, três casos foram submetidos a uma segunda operação de refazer o pull through.

O doente mais jovem da nossa série era do sexo masculino, foi submetido a miomectomia posterior primária aos 20 dias de vida, a distensão abdominal e a obstipação não melhoraram significativamente após a cirurgia inicial. Foi necessário refazer o pull through transanal aos 15 meses de vida, após insucesso do tratamento médico.

Além disso, este caso foi submetido a uma segunda operação (Swenson) devido à formação de uma estenose aos 18 meses de vida, com resolução da distensão e da obstipação.

## Discussão

A doença de Hirschsprung (DH) é uma doença crónica com efeitos a longo prazo na saúde física e psicossocial de um doente **(Thakkar et al., 2017)138.**

A doença de Hirschsprung (DH) é uma doença para a qual foram desenvolvidos e modificados vários procedimentos cirúrgicos ao longo dos anos. No final da década de 90, foram introduzidas as técnicas de laparoscopia e de tração transanal (endorrectal) (TERPT) como procedimentos menos invasivos. Tanto a laparoscopia como os procedimentos transanais pull-through estão a tornar-se cada vez mais a cirurgia de eleição **(Dingemans et al., 2016)139.**

Embora a cirurgia seja eficaz na maioria dos doentes em HD, até 32% destes doentes continuam a ter sintomas e queixas **(Dasgupta e Langer, 2008)106.**

Estes sintomas e queixas persistentes incluem incontinência fecal, obstipação e problemas de fezes persistentes, e enterocolite associada à doença de Hirschsprung (HAEC) **(Ralls et al., 2012)140.**

Geralmente, é necessário tratamento laxante adicional e uma fração muito pequena dos doentes com sintomas obstrutivos necessita de cirurgia secundária. Existem várias indicações para considerar a reoperação da DH. As indicações são os sintomas obstrutivos causados pela doença primária com aganglionose residual ou tração da zona de transição. Outras causas de sintomas obstrutivos são a torção do cólon anastomosado, estenose ou fibrose da anastomose, ou tecido residual do manguito após cirurgia tipo Soave. Em alguns casos, a indicação para uma nova cirurgia é uma bolsa de Duhamel disfuncional com sintomas obstrutivos subsequentes, incontinência fecal ou queixas abdominais **(Gobran et al., 2007)141.**

O presente estudo foi concebido para avaliar as complicações pós-operatórias em doentes com doença de Hirschsprung após uma cirurgia inicial mal sucedida e o seu tratamento. Incluiu 30 crianças dos hospitais dameitta e Al-Hussin Unviersity (Universidade Al-Azhar). Todas as suas fichas foram revistas para recolha da história, exame clínico e intervenção cirúrgica, complicações e respetivo tratamento.

O presente estudo incluiu 30 crianças, 24 delas (80,0%) eram do sexo masculino e 6 eram do sexo feminino (20,0%), com uma proporção de homens para mulheres de 4: 1. Esses resultados são comparáveis aos relatados por **Thakkar et al. (2017)**, que relataram que 72% das crianças incluídas eram do sexo masculino e 28% eram do sexo feminino (138).

Além disso, **Menezes et al. (2006)** relataram que, dos 259 pacientes com DH, 200 eram do sexo masculino (77,2%) e 59 do sexo feminino (22,8%)142.

Além disso, **Wang et al. (2004) relataram** que analisaram 147 pacientes (125 meninos e 22 meninas) que receberam tratamento cirúrgico para a DH. Esses resultados são comparáveis aos do presente trabalho(143).

No presente trabalho, as apresentações clínicas iniciais mais comuns foram a obstipação e a distensão abdominal em todas as crianças estudadas, depois o atraso na passagem do mecónio em 27 crianças (80,0%), os vómitos em 10 crianças (33,3%), a enterocolite em 8 crianças (26,7%) e a sujidade fecal em 2 crianças (6,7%).

Esses resultados são comparáveis aos relatados por **Vu et al. (2010)**, que relataram que os sintomas apresentados incluíam distensão abdominal (100%), emese (70,5%) e letargia (5,8%). O mecónio foi eliminado no prazo de 24 horas em 13,7%, entre 24 e 48 horas em 41,1%, e mais de 48 horas em 45,2%(144).

Além disso, os resultados do presente estudo foram comparáveis aos relatados por **Mabula et al. (2014)**, que relataram que, na apresentação, sessenta e quatro (58,2%) pacientes apresentavam obstrução intestinal completa, enquanto 42 (38,2%) apresentavam obstrução intestinal crónica e 4 (3,6%) pacientes tinham perfuração intestinal. Não se registou nenhum doente com enterocolite. A obstipação e a distensão abdominal foram as queixas mais comuns em 94,5% e 92,7% dos casos, respetivamente (7).

No presente estudo, a biopsia rectal foi diagnóstica em todos os doentes e o enema baritado só foi diagnóstico em 24 doentes (80,0%). Esses resultados são comparáveis aos encontrados por **Vu et al. (2010)**, que relataram que o enema contrastado foi diagnóstico em 49 dos 51 pacientes submetidos ao estudo (96%). A confirmação *do* diagnóstico da doença de Hirschsprung foi feita por uma biopsia rectal em todos os doentes no pré-operatório (144).

Além disso, **Adiguzel et al. (2016)** relataram que a DH foi diagnosticada em 38 pacientes com base em enema de bário e achados de anorretalmanometria. Em 11 (22%) pacientes, a HD foi diagnosticada antes da TEPT com biópsia retal e, em um paciente, a HD foi diagnosticada com base na laparotomia com biópsia. O enema baritado pré-operatório e a manometria anorrectal foram realizados em 49 e 47 doentes, respetivamente. O enema baritado mostrou uma zona de transição em 43 (86%) doentes. A zona de transição estava presente no rectosigmóide em 38 doentes, no reto em 3 e proximal ao cólon sigmoide em 2 doentes. Foi detectada retenção de bário durante mais de 24 horas em 45 (90 %) doentes. A manometria anorrectal revelou ausência do reflexo inibitório reto-anal em 39 (78%) doentes. Em todos os doentes, o diagnóstico foi confirmado através de um exame de biópsia de secção congelada perioperatória. Infelizmente, não utilizámos a manometria rectal no presente trabalho (145).

Além disso, foi relatado que três testes são tipicamente utilizados para a investigação inicial da DH. O primeiro é o enema de bário, e o achado típico desse exame é a zona de transição. O segundo é a manometria anorrectal: neste teste, a ausência do reflexo inibitório reto-anal é indicativa de DH. O terceiro teste de diagnóstico é a biopsia rectal, que continua a ser o padrão de ouro para o diagnóstico da DH **(Adiguzel et al., 2009) (146).**

A biópsia rectal é normalmente um procedimento simples e sem incidentes, mas pode resultar em hemorragia, perfuração, fibrose perirectal e sépsis, e está associada a uma taxa de insucesso de 13-22%. O primeiro teste habitualmente realizado para o estudo da DH é a manometria anorrectal, que demonstrou uma boa sensibilidade e especificidade (91 e 93%, respetivamente) numa revisão sistemática **(de Lorijn et al., 2006) (147).**

No que diz respeito ao procedimento cirúrgico nas crianças estudadas, o mais comum foi o de Soave, efectuado em 15 crianças (50,0%), seguido do pull through trans-anal-endo-rectal em 6 crianças (20,0%), da miomectomia em 5 crianças (16,7%), do LAEPT em 2 crianças (6,7%) e de cada um dos TAAPT e Swenson numa criança (3,3%).

No seu trabalho, **Dingemans et al. (2016)** referiram que, nas crianças incluídas, o procedimento cirúrgico inicial foi sob a forma de Rehbein em 3 crianças (19,0%), Duhamel em 3 crianças (19,0%), TERPT (tipo Soave) em 8 crianças (50,0%) e TERPT (tipo Swenson) em 2 crianças (13,0%). Estes resultados são comparáveis aos do presente estudo (139).

Por outro lado, **Mabula et al. (2014)** relataram que o pull-through definitivo foi realizado em 94 (85,5%) pacientes. Dos 94 pacientes que tiveram o pull-through definitivo, 76 (80,9%) foram submetidos ao pull-through de Swenson e os 12 (12,8%) e 4 (4,3%) pacientes restantes foram submetidos aos procedimentos de pull-through de Duhamel e Soave, respetivamente. Em um (1,1%) paciente que apresentava um segmento ultra-curto da doença, a miectomia dorsal de Lynn foi realizada devido à facilidade de aplicação. A ileostomia foi realizada após colectomia total num (1,1%) doente com envolvimento total do cólon (7).

No que diz respeito às complicações pós-operatórias tardias, estas apresentaram-se sob a forma de obstipação em 8 crianças (26,7%), estenose anastómica em 6 crianças (20,0%), enterocolite, incontinência fecal e aumento da frequência das fezes, cada uma em 4 crianças (13,3%), prolapso rectal em 3 crianças (10,0%) e fístula fecal em 2 crianças (6,7%).

Estes resultados são comparáveis a estudos anteriores na literatura, onde foi referido que a obstipação é provavelmente a queixa mais comum após a cirurgia. A avaliação da gravidade é altamente subjectiva. As taxas reais de obstipação podem estar subestimadas, uma vez que muitos doentes são mantidos com amaciadores de fezes e/ou enemas. As taxas de obstipação entre os

Os procedimentos de Swenson, Duhamel e Soave são aproximadamente equivalentes. No entanto, o procedimento de Rehbein apresentou uma taxa mais elevada de obstipação, necessitando de tratamento com dilatação do esfíncter, ressecção adicional ou esfincteromiectomia **(Rassouli et al., 2003) (148).**

Um aumento da taxa de obstipação não é surpreendente após o procedimento de Rehbein, uma vez que existe um segmento agangliónico de 4-5 cm deixado in situ que pode tornar-se obstrutivo. A diminuição da taxa de insuficiência esfincteriana é equilibrada com o aumento da taxa de obstipação. A obstipação pode resultar de uma ressecção incompleta, acalasia do esfíncter, formação de estenose, fecaloma, intestino ganglionar neuropático, aganglionose proximal adquirida ou pode ser "funcional". Numa amostra conjunta de quase 8000 doentes, a incidência global de obstipação foi de 7,9%. A ressecção incompleta é mais provável quando se confia nas secções congeladas para determinar o nível de inervação proximal para a reparação definitiva. A interpretação exacta das biópsias seromusculares congeladas é fundamental para determinar o sucesso do segmento de tração. As secções congeladas são propensas a erros de amostragem e de interpretação. Além disso, a distribuição circunferencial da zona de transição é desigual, criando uma borda de células ganglionares que se estende para o intestino distal agangliónico **(White e Langer, 2000)149.**

Ocasionalmente, estes factores resultam na utilização do cólon da zona de transição para o pull-through. O uso da zona de transição para o segmento pull-through está associado a um risco aumentado de enterocolite, 61% numa série **(Farrugia et al., 2003)150.**

Nossos resultados estão de acordo com **Thakkar et al. (2017)**, que relataram que houve 15 episódios de enterocolite em 11 (15%) pacientes (138).

Essa incidência também está dentro da faixa relatada por **Demehri et al. (2013)**. Eles relataram que a enterocolite ocorre em 5 - 42% após intervenção cirúrgica em HD. A etiologia da enterocolite é multifatorial e inclui tolerância imunológica defeituosa da mucosa, obstrução parcial, infeção, bem como causas genéticas. Esta última tem sido particularmente implicada quando se considera o risco aumentado de enterocolite em pacientes com Trissomia 21(126).

Além disso, foi relatado que a CE é considerada uma das principais complicações em pacientes com HD. As taxas de CE pós-operatória variam de 0 a 66,6% em várias séries publicadas **(Ekema et al., 2003; Langer et al., 2003; Gao et al., 2001) (4,151,152).**

A principal razão para os resultados variáveis na literatura pode ser atribuída a diferenças nos critérios para o diagnóstico de CE em diferentes centros **(Adiguzel et al., 2016) (145).**

A taxa de incontinência fecal no presente trabalho (13,3%) está de acordo com a literatura anterior, onde foi relatado que as taxas de incontinência fecal pós-tração para HD variam de 3 a 53% **(Bai et al., 2002)(153).**

**Menezes et al. (2006)** relataram que, no seguimento a longo prazo, 10,3% dos pacientes tinham incontinência fecal. Estes resultados são comparáveis aos do presente trabalho (142). No entanto, alguns autores observaram que os pacientes com incontinência grave não apresentaram melhora ao longo do tempo, enquanto outros observaram um grau acentuado de melhora nas taxas de continência com o tempo **(Saleh et al., 2004) (154).**

No presente trabalho, a obstipação foi registada em 28,6% após a cirurgia de HD. A obstipação após um pull-through para HD pode ser atribuída a um tempo de trânsito colónico prolongado, a uma estenose pós-operatória ou a um segmento agangliónico retido. Por conseguinte, o valor de uma boa história e de um exame físico exaustivo, apoiados pelas investigações de diagnóstico necessárias, não pode ser subestimado. A taxa típica de obstipação após o pullthrough varia entre 6 e 34%. Algumas séries observaram que o procedimento de Swenson apresenta um elevado grau de obstipação **(Saleh et al., 2004) (154),** enquanto outras observaram que o procedimento de Duhamel está associado ao maior grau de obstipação **(Yanchar e Soucy, 1999) (155).**

No presente trabalho, a incontinência fecal e o aumento da frequência das fezes ocorreram em 4 crianças cada (13,3%). Estes resultados estão de acordo com a literatura anterior, onde foi referido que os doentes com aganglionose total do cólon teriam geralmente um pior resultado no que diz respeito à sua função intestinal, quando comparados com os doentes com doença do segmento longo e rectosigmóide. Estes tendem a ter uma maior frequência de evacuações e maior incidência de sujidade **(Menezes et al., 2006)(142).** No entanto, algumas séries descreveram que a frequência das evacuações diminuiu de forma constante ao longo do tempo e que até a taxa de incontinência melhorou **(Wildhaber et al., 2005)(156).**

No presente trabalho, a estenose anastomótica foi relatada em 20% no pós-operatório. **Rouzrokh et al. (2010)** relataram que a complicação pós-operatória mais comum da cirurgia de HD foi a estenose anastomótica. A estenose anal é uma das complicações mais graves e incapacitantes da cirurgia anorretal. Vários estudos indicaram-na em 5-10% das cirurgias anorrectais **(Brisinda et al., 2009) (157,158).**

Os resultados do estudo **de Teitelbaum et al. (2000)** mostraram que 15% dos pacientes desenvolveram estenose. As estenoses ligeiras podem ser corrigidas por tratamentos médicos. O tratamento médico ou cirúrgico deve ser ajustado com base na gravidade da estenose **(Habr-Gama et al., 2005) (98,159).**

Foi proposto que a formação de estenose fosse causada por diferentes factores, como a falta de fornecimento de sangue, a tensão na anastomose, a técnica cirúrgica e a gestão pós-operatória. Embora um bom fornecimento de sangue seja tão importante, pensava-se que a formação de fibrose com diferentes graus ocorreria e, se não fosse tratada, conduziria a esta complicação. No entanto, na experiência de diferentes autores, esta complicação pode ser evitada através da bouginage profiláctica com a sonda de Hegar duas semanas após a cirurgia. A dilatação anal ajuda de muitas formas a manter as complicações a um nível mínimo. Alivia o espasmo do esfíncter, reduz o desenvolvimento de entrocolite e mantém a anastomose ampla e patente. Outros acreditam que a dilatação anal antes de 2 semanas pode causar danos no local da anastomose **(Rouzrokh et al., 2010)(157)**.

Relativamente ao tratamento antes da reoperação, 14 crianças (46,7%) foram submetidas a dilatação anal, 12 (40,0%) a controlo intestinal e 4 crianças (13,3%) a tratamento médico. Em seu trabalho, **Ralls et al. (2016)** relataram que, vinte e oito por cento dos pacientes em sua instituição foram submetidos a intervenções em uma tentativa de aliviar os sintomas obstrutivos antes da RedoPT de acordo com o algoritmo publicado. Estas incluíram dilatações anais (dois pacientes), miotomia posterior ou miectomia (sete pacientes), ou injeção de Botox nos esfíncteres anais. As indicações para dilatações foram estenose ou manguito apertado (140).

No que diz respeito aos procedimentos de reoperação, estes assumiram a forma de Soave em 6 crianças (20,0%); estritureroplastia em 2 crianças (6,7%), Duhamel numa criança (3,3%); Swenson em 3 crianças (10,0%), anastomose de ressecção em 3 crianças (10,0%) e cada um dos procedimentos de pull through transanal e miomectomia, cada um numa criança (3,3%). Esses resultados são mais ou menos comparáveis aos relatados por **Sheng et al. (2012)**, que relataram que a reoperação variou de abordagem sagital posterior combinada com laparotomia em sete pacientes, procedimento de Soave (convencional e transanal) em sete pacientes, procedimento de Duhamel em um paciente, operação de Rehbein em três pacientes, simplesmente reutilizando o dispositivo de grampeamento em cinco pacientes após a operação inicial de Duhamel e reparando a fístula retovaginal via laparotomia em um paciente após a operação inicial de Duhamel (160). Acrescentaram ainda que as indicações para reoperação podem ser classificadas em três grupos: (1) problemas anatómicos, tais como estenose anastomótica, torção do segmento dilatado, retenção do segmento dilatado, obstrução da bolsa de Duhamel e obstrução da braçadeira de Soave; (2) problemas patológicos, por exemplo, aganglionose residual, retenção do intestino na zona de transição; (3) outros problemas, por exemplo, enterocolite associada à HD, fístulas (rectocutânea, reto-uretral e retovaginal), etc. **Friedmacher e Puri (2011)** relataram em uma revisão recente que a aganglionose residual e o intestino da zona de transição são as causas subjacentes dos sintomas persistentes de obstrução intestinal em cerca de um terço (34,8%) de todos os pacientes com DH que necessitam de uma nova operação de pull-through(79).

No presente trabalho, não foi relatada mortilidade em nenhum caso. No entanto, **Thakkar et al. (2017)** relataram morte em 2 crianças (2,7%). O primeiro doente teve um diagnóstico precoce, mas as lavagens não conseguiram descomprimir adequadamente o intestino, pelo que foi feita uma colostomia sigmoide niveladora. O pull-through foi realizado aos 5 meses de idade e um esporão rectal foi dividido com 1 e 3 meses de pós-operatório. A criança faleceu subitamente em casa, com um ano e 11 meses de idade, de causa desconhecida. O segundo paciente teve um diagnóstico tardio e foi submetido a uma laparotomia e formação de uma ileostomia por distensão abdominal grosseira com 38 semanas de idade. A cirurgia de passagem foi efectuada 7 meses mais tarde e a enterostomia foi posteriormente encerrada. Aos 3 anos de idade, a criança apresentou uma paragem cardíaca extra-hospitalar a caminho do hospital, num contexto de uma breve história de distensão abdominal com fezes soltas (138).

A realização de uma Refazer é difícil em muitos aspectos. Isto é verdade tanto na sala de operações, como também no trabalho inicial e na árvore de decisão. Apenas cirurgiões pediátricos experientes, seguindo um algoritmo apropriado, devem assumir estes casos. A determinação da necessidade de refazer a cirurgia é o primeiro passo. No entanto, a reoperação acarreta riscos muito superiores aos da cirurgia original e cada doente deve ser abordado numa base individual, devendo a intervenção operatória ser planeada de acordo com a sua apresentação, tipo de complicação, patologia subjacente e história cirúrgica prévia. Por este motivo, a abordagem operatória pode variar muito e está fortemente dependente destes factores, bem como da preferência do cirurgião quanto ao tipo de reparação. Uma ERPT aberta foi o procedimento de RedoPT mais comumente realizado (38%). Seguiram-se os procedimentos de Swenson (25%), Duhamel (13%) e ERPT transanal (7%) **(Ralls et al., 2016) (140).**

## Resumo

O presente estudo foi concebido para avaliar as complicações pós-operatórias em doentes com doença de Hirschsprung após uma cirurgia inicial mal sucedida e o seu tratamento. Incluiu 30 crianças dos hospitais dameitta e Al-Hussin Unviersity (Universidade Al-Azhar). Todas as suas fichas foram revistas para recolha da história, exame clínico e intervenção cirúrgica, complicações e respetivo tratamento.

Os resultados do presente estudo revelaram que:

- A idade variou de 20 dias a 144 meses; a idade média do grupo estudado foi de 41,45±39,18 meses.

- As apresentações clínicas iniciais mais comuns foram a obstipação e a distensão abdominal em todas as crianças estudadas, depois o atraso na passagem do mecónio em 27 crianças (80,0%), os vómitos em 10 crianças (33,3%), a enterocolite em 8 crianças (26,7%) e a sujidade fecal em 2 crianças (6,7%).

- A biopsia rectal foi diagnóstica em todos os doentes e o enema baritado só foi diagnóstico em 24 doentes

- O procedimento cirúrgico mais comum foi o de Soave, efectuado em 15 crianças (50,0%), seguido do pull through trans-anal-endo-rectal em 6 crianças (20,0%), da miomectomia em 5 crianças (16,7%), do LAEPT em 2 crianças (6,7%) e de cada um dos TAAPT e Swenson numa criança (3,3%).

- As complicações pós-operatórias tardias foram a obstipação em 8 crianças (26,7%), a estenose anastómica em 6 crianças (20,0%), a enterocolite, a incontinência fecal e o aumento da frequência das fezes, cada um em 4 crianças (13,3%), o prolapso rectal em 3 crianças (10,0%) e a fístula fecal em 2 crianças (6,7%).

- Relativamente ao tratamento antes da nova operação, 14 crianças (46,7%) foram submetidas a dilatação anal, 12 (40,0%) a controlo intestinal e 4 crianças (13,3%) a tratamento médico.

- No que diz respeito aos procedimentos de reoperação, estes foram efectuados sob a forma de Soave em 6 crianças (20,0%); estrituroplastia em 2 crianças (6,7%), Duhamel numa criança (3,3%); Swenson em 3 crianças (10,0%), anastomose de ressecção em 3 crianças (10,0%) e cada um dos procedimentos de trans-anal pull through e miomectomia, cada um numa criança (3,3%).

# Conclusão

As complicações pós-operatórias tardias foram: obstipação em 8 crianças (26,7%), estenose anastómica em 6 crianças (20,0%), enterocolite, incontinência fecal e aumento da frequência das fezes, cada uma em 4 crianças (13,3%), prolapso rectal em 3 crianças (10,0%) e fístula fecal em 2 crianças (6,7%). 14 crianças foram submetidas a dilatação anal, 12 a controlo intestinal e 4 a tratamento médico. Cerca de 50% de todas as complicações foram corrigidas por uma nova operação. Estes resultados reflectem que uma percentagem considerável de crianças complicadas após o tratamento inicial da HD foi tratada de forma conservadora (cerca de 50%) e outras necessitaram de uma nova intervenção cirúrgica.

## Referências

**147.Adiguzel U, Kiristioglu I, Dogruyol H (2009)** Myectomy and sphincteromyectomy for short segment Hirschsprung's disease. J Turkish Association of Pediatric Surgery 23:35-39

**146. Adiguzel U, Agengin K, Kiristioglu I, Dogruyol H.**

Tração endorretal transanal para doença de Hirschsprung: experiência com 50 pacientes. Ir J Med Sci DOI 10.1007/s11845-016-1446-2 (Artigo na Imprensa), Publicado online: 29 de março **de 2016**.

**92.Ahmed H A.** Doença de Hirschprung (Megacólon Aganglionar Congénito)Guia Ilustrado de Cirurgia Pediátrica pp 219-229 Data: 25 de setembro de 2014.

**119.Alberto P, Mehmet E, Marc AL.** Department of Pediatric Surgery, Colorectal Center for Children, Cincinnati Children's Hospital, Cincinnati, OH 45229, USAbDepartment of Pediatric Surgery, Cerrahpaw a Medical Faculty, Istanbul University, Istanbul, Turkey Journal of Pediatric Surgery (2007) 42, 1008- 1014

**103.Alghamdi MH, Galal MO, Al-Habshan F, Al-Mutairi M.** Encerramento de um grande defeito do septo ventricular perimembranoso num bebé de 4,8 kg com síndrome de Down utilizando um oclusor de condutasJ Saudi Heart Assoc **2014**;26(2):111-6.

**136. Ammar SA, Ibrahim IA.** Tração endorretal transanal de um estágio para o tratamento da doença de Hirschsprung em adolescentes e adultos. J Gastrointest Surg **2011**; 15 (12): 2246-50.

**28. Anderson RB, Stewart AL, Young HM.** Phenotypes of neural-crest-derived cells in vagal and sacral pathways (Fenótipos das células derivadas da crista neural nas vias vagal e sacral). Cell Tissue Res **2006**; 323, 11-25.

**104. Anupama B, Zheng S, Xiao X.** Experiência de dez anos na gestão da aganglionose do cólon total. J Pediatr Surg. 2007 Oct;42(10):1671-6.

**16.Arakawa T, Hwang SE, Kim JH, Wilting J, Rodriguez-Vâzquez JF, Murakami G, Hwang HP, Cho BH.** Fetal growth of the anal sinus and sphincters, especially in relation to anal anomalies. Int J Colorectal Dis. 2016 Mar;31(3):493-502.

**135.Ateş O, Hakgüder G, Kart Y, Olguner M, Akgür FM.** O efeito do segmento ganglionar dilatado nas funções anorretais e urinárias durante o puxão endorretal transanal de 1 estágio para a doença de Hirschsprung. J Pediatr Surg. 2007 Jul;42(7):1271-5.

**133.Aubdoollah TH, Tang ST, Yang L, Li S, Lei HY, Zhang X.** Abordagens laparoscópicas híbridas de incisão única para pull-through endorretal na doença de Hirschsprung. J Laparoendosc Adv Surg Tech A. 2015 Jul;25(7):595-8.

**155.Bai Y, Chen H, Hao J et al (2002) Long-term** outcome and quality of life after the Swenson procedure for Hirschsprung's disease. J Pediatr Surg 37(4):639-642

115. **Basson S, Charlesworth P, Healy C, et al.** Uso de toxina botulínica em cirurgia colorrectal pediátrica. Pediatr Surg Int. 2014;30(8):833-838.

**46.Best KE, Addor MC, Arriola L, et al.** Hirschsprung's diseaseprevalence in Europe: a register based study. Birth Defects ResA Clin Mol Teratol. 2014;100(9):695-702.

**160.Brisinda G, Vanella S, Cadeddu F et al (2009)** Surgical treatment of anal stenosis. World J Gastroenterol 15(16):1921-1928

**91.Carachi R, Agarwala S, Bradnock TG (Eds),** Basic Techniques in Pediatric SurgeryDOI: 10.1007/978-3-642- 20641-2_106, © Springer-Verlag Berlin Heidelberg 2013

**51.Chen Y, Nah SA, Laksmi NK, Ong CC, Chua JH, Jacobsen A.** Transanal endorectal pull-through versus abordagem transabdominal para a doença de Hirschsprung: uma revisão sistemática e meta-análise. J Pediatr Surg. 2013 Mar. 48(3):642-51.

**128.Cheung CR.** 'Valor significativo' da tomografia computorizada no diagnóstico da enterocolite associada a Hirschsprung. Arch Dis Child. Abr.2010 95(4):314.

**130.Chia ST, Chen SC, Lu CL, Sheu SM, Kuo HC.** Epidemiology of Hirschsprung's Disease in Taiwanese Children (Epidemiologia da doença de Hirschsprung em crianças de Taiwan): A 13-year Nationwide Population-based Study. Pediatr Neonatol. 2016. [Epub ahead of print]

**80. Chumpitazi BP, Nurko S.** Distúrbios de defecação em crianças após cirurgia para a doença de Hirschsprung. J Pediatr Gastroenterol Nutr.2011;53(1):75-79

**78. Coe A, Collins MH, Lawal T, Louden E, Levitt MA, Pena A.** Reoperação para a doença de Hirschsprung: patologia do trato distal problemático ressecado. Pediatr Dev Pathol. 2012 Jan-Fev. 15(1):30-8. [Medline Outcomes

**Coffey JC1, Dillon M, Sehgal R, Dockery P, Quondamatteo F, Walsh D, Walsh L.** Mesenteric-Based Surgery Exploits Gastrointestinal, Peritoneal, Mesenteric and Fascial Continuity from Duodenojejunal Flexure to the Anorectal Junction--A Review. Dig Surg. 2015;32(4):291-300.

**5. Coran AG, Teitelbaum DH.** Recent advances in the management of

Hirschsprung's disease. Am J Surg. 2000;180:382-7.

**106.Dasgupta R, Langer JC.** Avaliação e gestão de problemas persistentes após a cirurgia para a doença de Hirschsprung numa criança. J Pediatr Gastroenterol Nutr **2008**;46(1):13-9.

**De la Torre L, Ortega A.** Transanal versus open endorectal pull- through for Hirschsprung's disease. J Pediatr Surg. 2000 Nov. 35(11):1630-2.

**148. de Lorijn F, Kremer LC, Reitsma JB, Benninga MA (2006)** Testes de diagnóstico na doença de Hirschsprung: uma revisão sistemática. J Pediatr Gastroenterol Nutr 42(5):496- 505

**127. Demehri FR, Halaweish IF, Coran AG, Teitelbaum DH.** Enterocolite associada a Hirschsprung: patogénese, tratamento e prevenção. Pediatr Surg Int. 2013 Sep;29(9):873-81.

**Dickie BH, Webb KM, Eradi B, et al. A** problemática braçadeira de Soave na doença de Hirschsprung: manifestações e tratamento. J Pediatr Surg **2014**;49(1):77-80

**140. Dingemans AJ, van der Steeg HJ, Rassouli-Kirchmeier R,** Redo pull-through surgery in Hirschsprung's disease: Resultados clínicos a curto prazo. Journal of Pediatric Surgery xxx (**2016**) xxx-xxx (Artigo no prelo).

**17. Donaldson GP, Lee SM, Mazmanian SK.** Gut biogeography of the bacterial microbiota. Nat Rev Microbiol. 2016 Jan;14(1):20-32.

**12. Drake RL, Vogl W, Mitchell AWM.** Anatomia de Gray para estudantes. 2005. p. 391

**151. Ekema G, Falchetti D, Torri F, Merulla VE, Manciana A, Caccia G (2003)** Mais evidências sobre o procedimento de passagem de um estágio totalmente transanal para a doença de Hirschsprung. J Pediatr Surg 38(10):1434-1439

**123.Ekenze SO, Anyanwu PA, Ezomike UO, Oguonu T.** Profile of pediatric abdominal surgical emergencies in a developing

país. Int Surg. 2010 Out-Dez;95(4):319-24.

**118. El- Sawaf M, Siddiqui S, Mahmoud M, Drongowski R, Teitelbaum DH, et al.**(2012) Profilaxia probiótica após a cirurgia de extração para a doença de Hirschsprung para reduzir a incidência de enterocolite: um estudo prospetivo, aleatório, duplo-cego, controlado por placebo, multicêntrico. J Pediatr Surg.

**58. Elhalaby EA, Hashish A, Elbarbary MM, et al (2004)** Transanal one-stage endorectal pull-through for Hirschsprung's disease: a multicenter study. J Pediatr Surg 39:345-351

**2. Elhalaby EA, Hashish, AA e Elbarbary MM. (2008):** Transanal one-stage endorectal pull-through for Hirschsprung's disease: Um estudo multicêntrico. J Pediatr Surg. 39:345-351.

**134. Engum SA, Grosfeld JL (2004)** Resultados a longo prazo do tratamento da doença de Hirschsprung. J Pediatr Surg 13:273285

**151.Farrugia MK, Alexander N, Clarke S, et al (2003)** Does transitional zone pull-through in Hirschsprung's disease imply a poor prognosis. J Pediatr Surg 38:1766-1769

**122.Fredriksson F, Christofferson RH, Lilja HE.** Obstrução adesiva do intestino delgado após laparotomia durante a infância. Br J Surg 2016;103(3):284-9.

**79.Friedmacher F, Puri P (2011)** Residual aganglionosis after pullthrough operation for Hirschsprung's disease: a systematic review and meta-analysis. Pediatr Surg Int 27(10):1053-1057

**73.Friedmacher F, Puri P.** Doença de Hirschsprung associada à síndrome de Down: uma meta-análise da incidência, resultados funcionais e mortalidade Pediatr Surg Int. 2013 Sep;29(9):937-46.

**66. Frykman PK, Short SS.** Hirschsprung-associated enterocolitis: prevention and therapy. Semin Pediatr Surg. 2012 Nov. 21(4):328-35.

**32. Furness JB, Clere N, Vogalis F, Stebbing MJ.** The enteric nervous system and its extrinsic connections. In: Yamada T, Alpers DH (eds) Textbook of gastroenterology. Lippincott Williams & Wilkins, Philadelphia. 2003. pp 13-34

**33.Furness JB.** Types of neurons in the enteric nervous system. J Auton Nerv Syst. 2000;**81**, 87-96.

**153. Gao Y, Li G, Zhang X, Xu Q, Guo Z, Zheng B et al (2001)**

Rectosigmoidectomia transanal primária para a doença de Hirschsprung: resultados preliminares nos 33 casos iniciais. J Pediatr Surg 36(12):1816-1819

**71.Gehan S. Seifeldein, Nagham N. Omar, Nagla H. Abu Faddan[b] , Omar Abd ElraheemThe** Egyptian Journal of Radiology and Nuclear MedicineVolume 47, Issue 4, December 2016, Pages 1585-1590

**Georgeson KE, Cohen RD, Hebra A, et al.** Tração primária do cólon endorrectal assistida por laparoscopia para a doença de Hirschsprung: um novo padrão de ouro. Ann Surg. 1999 maio. 229(5):678-82; discussão 682-3

**24. Gershon MD, Ratcliffe EM.** Biologia do desenvolvimento do sistema nervoso entérico: patogénese da doença de Hirschsprung e outras dismotilidades congénitas. Semin Pediatr

Surg. 2004 Nov;13(4):224-35.

**22. Gershon MD.** Plasticity in serotonin control mechanisms in the gut. Curr Opin Pharmacol. 2003;3:600-607.

**30. Gianino S, Grider JR, Cresswell J, Enomoto H, Heuckeroth RO.** A disponibilidade de GDNF determina o número de neurónios entéricos através do controlo da proliferação de precursores. Development. 2003;**130**, 2187-2198.

**142.Gobran TA, Ezzat A, Hassan ME, et al.** Redo transanal endorectal pull-through: um estudo preliminar. Pediatr Surg Int **2007**;23(2):189-93.

**59.Gosain A.** Conceitos estabelecidos e emergentes na enterocolite associada a Hirschsprung. Pediatr Surg Int. 2016 Jan 19. [Epub ahead of print]

**93.Gosemann JH, Friedmacher F, Ure B, Lacher M.** Open versus transanal pull-through for Hirschsprung disease: a systematic review of long-term outcome. Eur J Pediatr Surg. 2013 Abr. 23(2):94-102.

**18. Gray H, Lewis WH.** Gray's Anatomy of the Human Body. 20ª ed.. Nova Iorque, NY: Bartleby; 2000.

**160.Habr-Gama A, Sobrado CW, de Araujo SE et al (2005)** Tratamento cirúrgico da estenose anal: avaliação de 77 anoplastias. Clínicas 60:17-20

**56.Hackam DJ, Grikscheit TC, Wang KS, et al.** Pediatric surgery.In: Schwartz's Principles of Surgery. 10ª ed.. New York, NY: McGraw Hill; 2015:1597-1650

**Hackman DJ, Reblock KK, Redlinger RE, et al (2004)** Diagnosis and outcome of Hirschsprung's disease: does age

é realmente importante? Pediatr Surg Int 20:319-322

**Hadidi A (2003) Transanal** endorectal pull-through for Hirschsprung's disease: experience with 68 patients. J Pediatr Surg 38(9):1337-1340

**117.Han-Geurts IJ, Hendrix VC, de Blaauw I, Wijnen MH, van Heurn EL.** Resultado após injeção de Botox intraesfincteriano anal em crianças com doença de Hirschsprung tratada cirurgicamente. J Pediatr Gastroenterol Nutr. 2014 Nov;59(5):604- 7.

**74.Hayes CE, Kawatu D, Mangray S, LeLeiko NS**. Biópsia de sucção rectal para excluir o diagnóstico de doença de Hirschsprung. J PediatrGastroenterol Nutr. 2012;55(3):268-271

**68.Holland SK, Hessler RB, Reid-Nicholson MD, Ramalingam P, Lee JR.** Utilization of peripherin and S-100 immunohistochemistry in the diagnosis of Hirschsprung disease. Mod Pathol. 2010 Sep; 23(9):1173-9.

**55. Holly L. Green, MPAS, PA-C; Denise Rizzolo, PhD, PA-C; Mary Austin, MD, MPHDOI**: 10.1097/01.JAA.0000481397.68475.41 Volume 29-

Número 4 - abril de 2016 Direitos de autor © 2016 American Academy of Physician Assistants.

**96.Hotta R, Stamp LA, Foong JP, McConnell SN, Bergner AJ, Anderson RB**. Transplanted progenitors generate functional enteric neurons in the postnatal colon. J Clin Invest. 2013 Mar 1. 123(3):1182-91.

**3.Hussam S, Hassan, Amel A, Hashish e Hesham F. (2008):** Anais de Cirurgia Pediátrica, Vol 4, No 1,2, , PP 42-50.

**15.Iftodiy A, Kozlovska I, Davydenko I, Tiuleneva E,**

**Besedinska E.** Morphogenesis of the anoderm structural changes in patients with chronic anal fissures (Morfogénese das alterações estruturais da anoderme em doentes com fissuras anais crónicas). Georgian Med News. 2015 Sep;(246):26-30.

**87. Iqbal MZ, Jahangir M, Anwar M, Azam H, Tahir M, Irum**

**S.** Doença de Hirschsprung; Duhamel modificado (Martin Mokification), um procedimento de escolha (Um estudo no Sheikh Zayed Hospital Rahim Yar Khan). Professional Med J Jun 2010;17(2):223-231

**8. Ishfaq M Ahmad UF, Manzoor S.** Doença de Hirschsprung; diagnóstico e gestão: experiência no Hospital Ibn-e-Siena e Nishtar, Multan.Professional Med J 2014; 21 (1): 020-026

**43. Jay V.** Legado de Harald Hirschsprung. Pediatr Dev Pathol. 2001 Mar-Abr; 4(2):203-4.

**107.Jester I, Holland-Cunz S, Loff S, Hosie S, Reinshagen K, Wirth H, Ali M, Waag KL.** Procedimento transanal pull-through para a doença de Hirschsprung: uma experiência de 5 anos. Eur J Pediatr Surg. 2009 Apr;19(2):68-71.

**Jona JZ, Cohen RD, Georgeson KE, et al (1998)** Procedimento laparoscópico de passagem para a doença de Hirschsprung. J Pediatr Surg 7:228-231

**86.Joseph B Mabula1, Neema M Kayange2, Mange Manyama3, Alphonce B Chandika1, Peter F Rambau4 e Phillipo L Chalya Mabula et al**. BMC Research Notes 2014, 7:410 http://www.biomedcentral.com/1756- 0500/7/410

**89.Jürgen S, Damiana O, Schleef T**. Complicações na doença de Hirschsprung. Paediatr Croat. 2013; 57 (Supl 1): 133-138

**44.Justin P Wagner,** Steven L Lee, Shant Shekherdimian, Hirschsprung Disease. http:// emedicine. medscape.com/article/178493-overview.Agust 18,2015.

**120.Keckler SJ, Yang JC, Fraser JD, et al**. Padrões de prática contemporânea no tratamento cirúrgico da doença de Hirschsprung.J Pediatr Surg.

2009;44(6):1257- 1260

**110.Keshtgar AS, Ward HC, Clayden GS, et al (2003)** Investigações sobre incontinência e obstipação após cirurgia para a doença de Hirschsprung em crianças. Pediatr Surg Int 19:4-8

**57. Kessmann J.** Hirschsprung's disease: diagnosis and management. Am Fam Physician. 2006 Oct 15;74(8):1319- 22.

**102.Kouranloo J, Sadeghian N, Monfared MK.** Tratamento e complicações pós-operatórias de 420 doentes com megacólon congénito Saudi Med J. 2003 May;24 Suppl:S25-8.

**128. Lane V, Sugarman ID.** Investigação de hemorragia rectal em crianças. Pediatria e Saúde Infantil 2010; 20(10):465-72.

**Langer J.(2004):**Persistência de sintomas obstrutivos após cirurgia para a doença de Hirschsprung: desenvolvimento de um algoritmo de diagnóstico e terapêutica. J Pediatr Surg. 39:1458-62.

**Langer JC, Winthrop AL (1996)** Dilatação anterógrada sobre um cordão para o tratamento de complicações anastomóticas após um procedimento de passagem. J Am Coll Surg 183:411-412

**125. Levitt MA, Dickie B, Pena A.** O paciente com Hirschsprung que está a sujar depois do que foi considerado um pull- through "bem sucedido". Semin Pediatr Surg. 2012; 21 (4): 344-53.

**97.Levitt MA, Hamrick MC, Eradi B, Bischoff A, Hall J, Pena A.** Abordagem transanal, de espessura total, tipo Swenson para a doença de Hirschsprung. J Pediatr Surg. 2013 Nov. 48(11):2289-95.

**Li N, Zhang W, Yu D, et al.** NOTES para tratamento cirúrgico da doença de Hirschsprung de segmento longo: relato de três casos. J Laparoendosc Adv Surg Tech A. 2013 Dec. 23(12):1020-3.

**7.Mabula JB, Kayange NM, Manyama M, Chandika AB, Rambau PF, Chalya PL.** Hirschsprung's disease in children: a five year experience at a university teaching hospital in northwestern Tanzania. BMC Res Notes. 2014 Jun 28; 7:410.

**1.Marc A. Levitt, Belinda Dickie, e Alberto Pena. (2012):** Gerenciando problemas pós-cirúrgicos em crianças com doença de Hirschsprung.

**85. Mehreen Adhi, Salma Khan, Hasnain Zafar e Muhammad Arshad** Jornal do Colégio de Médicos e Cirurgiões Paquistão 2012, Vol. 22 (6): 395-397

**142.Menezes M, Corbally M, Puri P.** Resultados a longo prazo da função intestinal após o tratamento da doença de Hirschsprung: uma revisão de 29 anos. Pediatr Surg Int (**2006**) 22:987-990

**111.Moore SW, Tshifularo N.** Hirschsprung's disease in the neurologically challenged child. Int J Adolesc Med Health. 2011;23(3):223-7.

**136.Moretti M, Facchini F, Grande M, Larosa M, Leone M, Ziglioli F, Carlinfante G, Pozzoli GL, Frattini A.** Cistos do sistema ejaculatório: relato de caso. Urologia. 2014;81 Suppl 23:S32-7.

**112.Mugie SM, Machado RS, Hogan M, Benninga MA, Di Lorenzo C.** Ten-year experience using antegrade enemas in children. J Pediatr 2012; 161(4):700-4.

**124. Nam SH, Cho MJ, Kim DY.** Tração endorretal assistida por laparoscopia de um estágio para a doença de Hirschsprung apresentada tardiamente - série de casos. Int J Surg Case Rep 2015; 16:162-5.

**109. Neuvonen MI, Kyrklund K, Rintala RJ, Pakarinen MP.**

Função Intestinal e Qualidade de Vida após a Passagem Endorrectal Transanal para a Doença de Hirschsprung: Resultados Controlados até a Idade Adulta. Ann Surg. 2016 Mar 8. [Epub ahead of print]

**27. Newgreen D, Young HM**. Enteric nervous system: development and developmental disturbances part 1. Pediatr Dev Pathol. 2002; 5:224-247

**131. Nouira F, Ben Ahmed Y, Sarrai N, Ghorbel S, Jlidi S, Khemakhem R, Charieg A, Chaouachi B.** Surgical management of reto-sigmoid Hirschsprung's disease. Ata Chir Belg. 2012 Mar-Abr;112(2):126-30.

**121.Noviello C, Romano M, Zangari A, Papparella A, Martino A, Cobellis G.** Management of severe constipation in children. Minerva Pediatr. 2013 Apr;65(2):193-8.

**38.Passarge E.** Dissecando a doença de Hirschsprung. Nat Genet. 2002; 31:11-12

**108. Peng C, Chen Y, Zhang T, Pang W, Wang Z, Wu D.** Redo

cirurgia na doença de Hirschsprung para distensão pós-operatória e constipação. Zhonghua Wei Chang Wai Ke Za Zhi. 2015 Dec;18(12):1235-9.

**53.Pini Prato A, Rossi V, Mosconi M, Holm C, Lantieri F, Griseri P.** A prospective observational study of associated anomalies in Hirschsprung's disease. Orphanet J Rare Dis. 2013. 8:184. [Medline

**77.Pini-Prato A, Mattioli G, Giunta C, Avanzini S, Magillo P, Bisio GM, Jasonni V**. Redo surgery in Hirschsprung disease: what did we learn? Experiência unicêntrica em 70 pacientes. J Pediatr Surg. 2010; 45 (4): 747-54.

**23. Powley TL, Phillips RJ.** Reflexões sobre o vagabundo: O que há de novo na nossa compreensão dos reflexos vago-vagais? I. Morfologia e topografia das aferências vagais que inervam o trato gastrointestinal. Am J Physiol Gastrointest Liver Physiol **2002**;283:G1217-G1225.

**100.Pratap A, Gupta DK, Shakya VC, Adhikary S, Tiwari A, Shrestha P, Pandey SR, Yadav RK.** Analysis of problems, complications, avoidance and management with transanal pull-through for Hirschsprung disease. J Pediatr Surg. 2007; 42(11):1869-76.

**69. Putnam LR, John SD, Greenfield SA, Kellagher CM, Austin MT, Lally KP, Tsao K.** A utilidade do enema de contraste em neonatos com suspeita de doença de Hirschsprung. J Pediatr Surg. 2015 Jun;50(6):963-6.

**50. Qin KW, Shi H, Zhang L, Liu PF, Cai WL, Wu KH.** A investigação sobre o rastreio de genes diferencialmente expressos na doença de Hirschsprung utilizando Microarray. J Pediatr Surg.

2013 Nov. 48(11):2281-8.

**140. Ralls MW, Coran AG, Teitelbaum DH.** Redo pullthrough para doença de Hirschsprung. Pediatr Surg Int; DOI 10.1007/s00383-016-4045-4 (Artigo no prelo) Disponível online em dezembro **de 2016**.

**105. Ralls MW, Coran AG, Teitelbaum DH.** Cirurgia reoperatória para a doença de Hirschsprung. Semin Pediatr Surg. 2012; 21 (4): 354-63.

**148.Rassouli R, Holschneider AM, Bolkenius M, et al (2003)** Resultados a longo prazo do procedimento de Rehbein: um estudo retrospetivo em países de língua alemã. Eur J Pediatr Surg 13:187-194

**42.Raveenthiran V.** Conhecimento dos antigos cirurgiões hindus sobre a doença de Hirschsprung: evidências de Sushruta Samhita de cerca de 1200-600 aC. J Pediatr Surg. 2011 Nov; 46(11):2204- 8.

137.**Rintala RJ, Pakarinen MP.** Resultados a longo prazo da doença de Hirschsprung. Semin Pediatr Surg. 2012; 21 (4): 336-43.

**26.Rolle U, Nemeth L, Puri P.** Nitrergic innervation of the normal gut and in motility disorders of childhood. J Pediatr Surg. 2002; 36:551-567.

**36. Roman V, Bagyanszki M, Krecsmarik M, Horvath A, Resch BA, Fekete E.** Spatial pattern analysis of nitrergic neurons in the developing myenteric plexus of the human fetal intestine. Cytometry 2004; 57:108-112

**130.Rossi V, Avanzini S, Mosconi M, Mattioli G, Buffa P, et al.**

(2014) Enterocolite Associada a Hirschsprung. J Gastroint

Dig Syst 4: 170. doi:10.4172/2161-069X.1000170

**157.Rouzrokh M, Khaleghnejad AT, Mohejerzadeh L, Molaei H.** Qual é a complicação mais comum após a passagem transanal de uma fase em bebés com doença de Hirschsprung? Pediatr Surg Int (**2010**) 26:967-970

**154.Saleh W, Rasheed K, Al Mohaidly M et al (2004)** Management of Hirschsprung's disease: a comparison of Soave's and Duhamel's pull-through methods. Pediatr Surg Int 20:590- 593

**21. Sasselli V, Pachnis V, Burns AJ.** The enteric nervous system. Dev Biol. 2012 Jun 1;366(1):64-73.

**40.Schappi MG, Staiano A, Milla PJ, et al.** A practical guide for thediagnosis of primary enteric nervous system disorders. J PediatrGastroenterol Nutr. 2013;57(5):677-686

**99.Schleef J, S. Deluggi, G. Fasching, M. E.** Hollwarth Transanale Operationstechnik beim Morbus Hirschsprung. Monatsschrift Kinderheilkunde 04/2012; 151 (3): 301-5.

**6.Schweizera P, Bergerc S e Schweizera M.( 2007):**

Cirurgia repetida de passagem para a doença de Hirschsprung complicada - princípios derivados da experiência clínica J Pediatr Surg. 42,536-543.

**160.Sheng Q, Zhibao L, Xiao X.** Re-operação para a doença de Hirschsprung: experiência em 24 pacientes da China. Pediatr Surg Int (**2012**) 28:501-506

**82**. **Shireen AN, PC, Edward MK, Joseph IC, David PD, Kate C, Lewis S, Simon E, Agostino P**. Journal of Pediatric

Cirurgia (2012) 47, 308-312

**31.Simpson MJ, Zhang DC, Mariani M, Landman KA, Newgreen DF.** Cell proliferation drives neural crest cell invasion of the intestine. Dev Biol. 2007;**302**, 553-568.

**41.Skaba R.** Historic milestones of Hirschsprung's disease (the 90$^{th}$ anniversary of Professor Harald Hirschsprung's death). J Pediatr Surg. 2007 Jan; 42(1):249-51.

**49.So MT, Leon TY, Cheng G,** 49.RET spectrum mutational in Hirschsprung disease: evaluation of 601 Chinese patients. PLoS One. 2011. 6(12):e28986. [Medline]. [Full Text].

**35.Spencer NJ.** Receptores 5-HT constitutivamente activos: An Explanation of How 5-HT Antagonists Inhibit Gut Motility in Species Where 5-HT is Not an Enteric Neurotransmitter? Front Cell Neurosci. 2015 Dec 18;9:487.

**101. Sun X, Ren H, Chen S, Wu X, Zhao B, Jin Y, Chen L.** Análise das complicações da operação radical endorrectal para a doença de Hirschsprung. Zhonghua Wei Chang Wai Ke Za Zhi. 2015 May;18(5):459-62.

**48. Szylberg L, Marszalek A.** Diagnosis of Hirschsprung's disease with particular emphasis on histopathology. Uma revisão sistemática da literatura atual. Prz Gastroenterol. 2014; 9(5):264-9.

**45.Takawira C, D'Agostini S, Shenouda S, Persad R, Sergi C.** Atualização dos procedimentos laboratoriais na doença de Hirschsprung. J Pediatr Gastroenterol Nutr. 2015;60:598-605.

**98. Teitelbaum DH, Cilley RE, Sherman NJ et al (2000)** Uma década de experiência com o pull-through primário para a doença de Hirschsprung no período neonatal: um estudo multicêntrico

análise dos resultados. Ann Surg 232(3):372-380

**114.Temple SJ, Shawyer A, Langer JC.** Is daily dilatation by parentsnecessary after surgery for Hirschsprung disease and anorectalmalformations? J Pediatr Surg. 2012;47:209-212.

**138.Thakkar HS, Bassett C, Hsu A, Manuele R, et al.** Resultados funcionais na doença de Hirschsprung: A experiência de 12 anos de uma única instituição. Jornal de Cirurgia Pediátrica 52 (**2017**) 277-280

**54.Tomita R, Ikeda T, Fujisaki S, Shibata M, Tanjih K.** Upper gut motility of Hirschsprung's disease and its allied disorders in adults. Hepatogastroenterologia. 2003 Nov-Dez;50(54):1959-62.

**81.Vieten D, Spicer R**. Enterocolite complicando a doença de Hirschsprung. Semin Pediatr Surg 2004;13(4):263-272.

**Vijayaraghavan SB, Prema AS, Suganyadevi P.** Representação ultra-sonográfica do ânus fetal e sua utilidade no diagnóstico de malformações anorretais. J Ultrasound Med. 2011; 30(1):37- 45.

**47.Vorobyov GI, Achkasov SI, Biryukov OM.** Características clínicas, diagnóstico e tratamento da doença de Hirschsprung em adultos. Colorectal Dis. 2010 Dec. 12(12):1242-8. [Medline

**144.Vu PA, Thien HH, Hiep PN.** Tração endorretal transanal de um estágio para doença de Hirschsprung: experiências com 51 pacientes recém-nascidos. Pediatr Surg Int (**2010**) 26:589-592

**37. Wallace AS, Burns AJ.** Development of the enteric nervous system, smooth muscle and interstitial cells of Cajal in the human gastrointestinal tract. Cell Tissue Res. 2005;319:367-382

**52.Wang J, Mou Y, Zhang Q, et al.** Expressão e significado das neuroliginas nas células mioentéricas de Cajal na doença de Hirschsprung. PLoS One. 2013. 8(6):e67205. [Medline]. [Full Text].

**143. Wang JS, Lee HC, Huang FY, Chang PE.** Unexpected mortality in pediatric patients with postoperative Hirschsprung's disease. Pediatr Surg Int (**2004**) 20: 525-528

**25. Wang X, Chan AK, Sham MH, Burns AJ, Chan WY.** Analysis of the sacral neural crest cell contribution to the hindgut enteric nervous system in the mouse embryo. Gastroenterology. 2011 Sep;141(3):992-1002.e1-6.

**116.Wester T, Granstrom AL.** A toxina botulínica é eficaz no tratamento de sintomas obstrutivos em crianças com doença de Hirschsprung. Pediatr Surg Int. 2015 Mar;31(3):255-9

**149.White FV, Langer JC (2000)** Circumferential distribution of ganglion cells in the transition zone of children with Hirschsprung's disease. Pediatr Dev Pathol 3:216-222

**Wilcox DT, Bruce J, Bowen J, et al (1997)** One stage neonatal pull-through to treat Hirschsprung's disease. J Pediatr Surg 32:243-247

**156.Wildhaber B, Coran AG, Teitelbaum DH (2005)** Total colonic Hirschsprung's disease: a 28 year experience. J Pediatr Surg 40(1):203-206

**34. Young HM, Newgreen DF.** Enteric neural crest-derived cells: origin, identification, migration, and differentiation. Anat Rec. 2001; 262:1-15.

**29. Young HM, Turner KN, Bergner AJ.** The location and phenotype of proliferating neural-crest derived cells in the

desenvolvimento do intestino do rato. Cell TissueRes. 2005; **320**, 1-9.

**88.Yousri G, Walid S, Waleed AM.** Unidade de Cirurgia Rectal, Departamento de Cirurgia Geral, Faculdade de Medicina, Universidade de Alexandria, Egipto. **Egyptian J Surg** 29 (3):2010 pediatric patients with postoperative Hirschsprung's disease. Pediatr Surg Int (2004) 20:125-128

15. Wang X, Chan AK, Sham MH, Burns AJ, Chan WY. Analysis of the sacral neural crest cell contribution to the hindgut enteric nervous system in the mouse embryo. Gastroenterology. 2011 Sep;141(3):992-1002.e1-6.

18. Wester T, Granstrom AL. Avoiding and treating complications after transanal endorectal pull-through for Hirschsprung disease. Pediatr Surg Int. 2015 Mar;31(3):235-9

19. White FV, Langer JC (2000) Circumferential distribution of ganglion cells in the transition zone of children with Hirschsprung's disease. Pediatr Dev Pathol 3:216-222

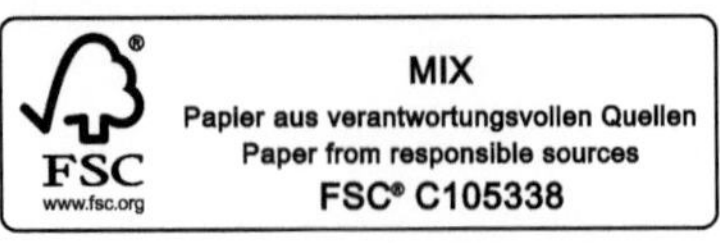


Printed by Books on Demand GmbH, Norderstedt / Germany